Nina Roos

La peau

C'est la vie !

FIRST
ÉDITIONS

ISBN : 978-2-412-03411-8
Dépôt légal : mars 2018
Imprimé en Espagne
Correction : Muriel Mékiès
Maquette intérieure : Sophie Boscardin

Éditions First, un département d'Edi8
12, avenue d'Italie
75013 Paris – France
Tel. : 01 44 16 09 00
Fax : 01 44 16 09 01
Email : firstinfo@efirst.com
Site internet : www.editionsfirst.fr

Sommaire

L'état de la peau : des préoccupations universelles et anciennes

L'état de notre peau est la première chose que l'autre perçoit lorsqu'on l'approche. Cette analyse (souvent inconsciente) révèle bien des choses à l'interlocuteur. De notre état de santé à nos émotions, la peau nous trahit souvent en révélant une partie de notre vie.

Si, aux temps anciens, on fuyait les malades de la peau, par crainte de contagion, à notre époque, la priorité est d'exhiber une peau entretenue, rajeunie, ou décorée, comme l'exigent les codes sociaux de la « réussite ».

Dans l'Antiquité

Pour les Anciens, toutes les maladies de la peau qui provoquaient des « écailles » étaient des lèpres. C'était ainsi le cas des eczémas, du psoriasis et même du vitiligo, une maladie faisant perdre le pigment de la peau et acquérir une peau « comme le veau », d'où son nom. Le mot « lèpre » vient, quant à lui, du grec *lepis* signifiant « écaille », car la peau des lépreux devient épaisse et squameuse. Repérer les lépreux avait pour objectif d'arrêter la contagion, en excluant le malade de la société, mais aussi de le désigner comme impur. La notion de faute, de culpabilité était déjà présente. Dès lors, les affections cutanées vont revêtir un caractère d'impureté ou de punition divine. Même bénignes, elles suscitent la suspicion et provoquent un sentiment de honte chez les personnes atteintes. On parle également des « stigmates » d'une maladie cutanée. Ce terme a été créé par les Grecs pour désigner des marques cutanées destinées à exposer aux yeux de tous le statut de la personne ainsi « stigmatisée ». Appliquées au couteau ou au fer rouge, ces marques proclamaient que celui qui les portait était un criminel, un esclave ou un traître, en tout cas un individu considéré alors comme infâme et impur.

Des maladies à cacher

De nos jours encore, les maladies de peau, même banales et bien connues, entraînent chez les patients un sentiment de honte et une perte de confiance. Rares sont les malades de la peau à exhiber sans complexe leurs lésions : pustules d'acné, plaques squameuses du psoriasis, voire vergetures… Toute modification de la peau stigmatise la personne, et provoque une blessure narcissique. Quant aux répercussions socioprofessionnelles, elles sont malheureusement une réalité. Pour les postes au contact de la clientèle par exemple, on imagine bien l'impact que représente, à l'embauche, une maladie de peau visible, telle l'acné.

Les pathologies cutanées perturbent donc profondément les rapports sociaux. Elles engendrent un mal-être durable et impactent considérablement la qualité de vie.

Les enjeux sociaux d'une belle peau

Tout propos sur la peau est un propos sur l'apparence. La notion de beau renvoie ainsi à celle de sain et de bon, au sens propre comme au figuré.

Entretenir sa peau a toujours été une préoccupation pour les femmes des classes dominantes ou aisées. Les données et objets que nous possédons depuis l'Antiquité égyptienne en attestent. C'est aujourd'hui un enjeu quotidien et universel, concernant hommes et femmes, et se répandant dans toutes les classes sociales, et toutes les tranches d'âge.

Faut-il y voir la conséquence d'une société de plus en plus individualiste et uniformisée? Ou celle d'une course à la performance? Les aspects sociétaux sont complexes, mais la course à la beauté et à la santé de la peau est schématiquement influencée par divers facteurs: un narcissisme assumé dans une société où l'individu est centré sur lui-même; un besoin de se montrer sous son meilleur jour dans une société de la performance et de la compétition; des enjeux professionnels ; une offre grandissante de la part d'un marché en pleine expansion (car la beauté est un marché comme un autre !) ; une pression constante et des injonctions à « être beau, jeune et mince » de la part de médias à la fois conformistes et dépendants des annonces publicitaires des industriels de la cosmétique ou de la mode !

Bref, avoir une jolie peau, une peau saine et jeune, est un objectif qui obsède la plupart des individus urbains et ultraconnectés de notre époque !

La beauté, bien de consommation

Dans notre société, tout s'achète, tout se vend, et la beauté, ou l'accès à un joli visage, à un joli corps, se monnaye donc. On « y a droit », on peut « se le permettre » ou « se l'offrir ». Pire, pour reprendre un slogan des années 1990, on « le vaut bien » ! À chacun son budget, mais pas question de se refuser une plus jolie peau ! Par ailleurs, dans certains milieux socio-professionnels, il faut pouvoir montrer que nous maîtrisons ce corps sur lequel la nature exerce ses forces, comme nous sommes censés maîtriser nos destinées.

Que nous le voulions ou non, nous poursuivons des idéaux de beauté promus par la société de consommation. Hommes ou femmes, les icônes de beauté ont envahi notre quotidien et nous livrent sans cesse une image oppressante, nous incitant à consommer pour nous donner l'illusion de faire partie des leurs. Nous consommons donc de la beauté, soit en achetant des produits pour nous rendre plus attractifs, nous permettre de rêver ou de nous identifier à un groupe, nous promettre du bonheur, soit en consommant des services ou des soins destinés à nous rendre plus beaux, plus conformes aussi à ce que la société attend de nous.

La peau, objet de narcissisme et de prestige social, devient une marchandise universelle, objet et sujet d'utilisations mercantiles à grande échelle.

Comment fonctionne la peau ?

Longtemps assimilée à une simple enveloppe protégeant le corps, la peau s'avère en fait être un organe complexe et vital. En lien étroit avec le cerveau et l'intestin, la peau doit également s'adapter à son environnement externe et interne. Comprendre le fonctionnement de sa peau permet de mieux la soigner et de mieux la préserver.

Plusieurs couches étroitement liées

Avant de rentrer dans les détails, sachez que trois éléments principaux composent la peau :

- **Des cellules**, qui se renouvellent, se réparent, vieillissent ou meurent ;
- **Des fibres de collagène, d'acide hyaluronique et d'élastine ;**
- **De l'eau :** notre peau stocke en effet 30 % de toute l'eau du corps. Les molécules d'eau sont principalement liées à l'acide hyaluronique, véritable éponge au sein du derme, qui libérera de l'eau en cas de besoin. Pour conserver une peau saine et « pulpée », le premier réflexe est donc de boire suffisamment tout au long de la journée.

De la superficie vers la profondeur, la peau se compose de quatre couches intimement liées.

La structure de la peau

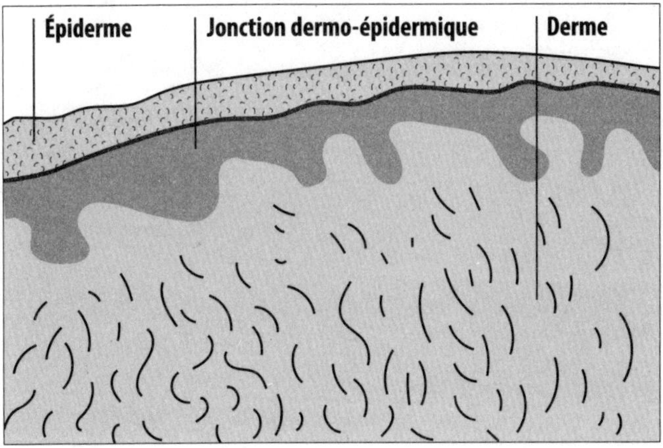

© Fabrice Del Rio Ruiz

L'épiderme

Partie la plus externe, l'épiderme est une superposition de plusieurs couches de cellules appelées kératinocytes. L'étanchéité entre ces cellules se fait grâce à un « ciment » à base d'acides gras. L'épiderme se renouvelle entièrement en quatre à six semaines. On trouve également au sein de cette couche des cellules pigmentaires (les mélanocytes), des cellules immunitaires et des cellules nerveuses.

La couleur de la peau

Les mélanocytes sont les cellules qui fabriquent la mélanine, le pigment qui colore la peau. Les différentes carnations humaines sont dues à plusieurs facteurs. D'une part la couleur de la mélanine : jaune à rouge chez les sujets à la peau claire, ou brune chez les personnes mates ou sombres. La couleur de la peau dépend aussi de la diffusion du pigment dans l'épaisseur de l'épiderme. Ainsi, plus la mélanine est diffusée en surface de l'épiderme, plus la peau est foncée. C'est logique si l'on pense en termes de protection solaire, la mélanine noire représentant un bouclier contre les rayons nocifs du soleil.

Le bronzage, quant à lui, est dû à une augmentation de la synthèse de mélanine, puis à une augmentation du nombre de mélanocytes, sous l'effet d'expositions répétées au soleil.

La jonction dermo-épidermique

Cette zone fibreuse accroche l'épiderme au derme sous-jacent et conditionne la fonction d'enveloppe protectrice de notre peau.

Le derme

Le derme est le tissu fibreux qui soutient la peau. C'est un maillage plus ou moins dense de collagène, de réticuline, d'acide hyaluronique et d'élastine. Au sein de ce réseau tridimensionnel se nichent des cellules qui synthétisent la trame fibreuse (les fibroblastes), et de cellules immunitaires qui défendent notre peau. Le derme contient aussi des petits vaisseaux, des nerfs, des follicules pileux, des glandes sébacées, ainsi que les canaux excréteurs des glandes sudorales.

L'hypoderme

Couche la plus profonde de notre peau, l'hypoderme est une couche de tissu adipeux, autrement dit de la graisse. Le rôle de l'hypoderme est essentiel pour l'ensemble de l'organisme. Du point de vue mécanique, l'hypoderme protège les muscles et les os, assure une isolation thermique et contient des récepteurs à la pression qui nous renseignent sur notre environnement. L'hypoderme est aussi une « usine chimique » qui fabrique des hormones sexuelles (œstrogènes et androgènes), et des messagers stimulant la croissance des cellules et vaisseaux adjacents (ce rôle est très important pour la cicatrisation et le bon fonctionnement du derme sous-jacent).

Les annexes

Les annexes sont les structures annexées au derme : glandes sébacées, glandes sudorales, poils et ongles.

Si vous regardez de près, les petits orifices visibles à la surface de la peau sont anatomiquement des orifices pilaires et des pores sudoraux.

- **Les glandes sébacées** sont jumelées à des poils, pour constituer des follicules pilo-sébacés. Elles fabriquent le sébum, un liquide gras qui est excrété à la surface de la peau. Normalement, la surface de l'épiderme est recouverte d'un film protecteur composé de cellules mortes, de sueur et du sébum. Ce film hydrolipidique protège la peau du dessèchement, des substances externes (chimiques, irritantes…) et des infections.

Le pH de la peau

En cosmétique, on entend parler du pH de la peau. Cette mesure définit l'acidité de la surface cutanée. Avant, on pensait que le pH normal de la peau, le pH physiologique, était compris entre 5 et 6. Mais plusieurs études récentes ont montré que le pH spontané et naturel de la peau est plus acide et se situe entre 4 et 5. La cause de cette erreur de mesure ? Nos habitudes (excessives) de soins : toilette quotidienne, savon, et utilisation de divers cosmétiques… qui augmentent le pH et déséquilibrent la flore naturelle de la peau.

- **Les glandes sudoripares** sont de deux types: les glandes eccrines et les glandes apocrines. Les glandes eccrines, les plus nombreuses, fabriquent la sueur aqueuse, inodore et abondante. Elles sont réparties sur l'ensemble de notre corps mais sont particulièrement nombreuses sur la paume des mains, la plante des pieds et le front. Elles permettent de réguler la température du corps. Les glandes apocrines, quant à elles, sont responsables des odeurs corporelles, et sont influencées par les hormones. Elles se situent principalement au niveau des aisselles et de la sphère génitale, et ont une activité liée aux émotions ou à l'excitation sexuelle. Le débit de ces glandes est très faible mais la sueur apocrine, au contact des bactéries cutanées, est transformée et acquiert son « odeur de transpiration ».

- **Les follicules pileux** se trouvent (en nombre variable) sur toute la surface de notre peau, sauf la paume des mains et la plante des pieds. La formation des poils n'est pas continue dans le temps. Le cycle pilaire comporte ainsi trois phases qui se succèdent. La phase de croissance (phase anagène) qui dure de deux à trois ans chez l'homme, et de six à huit ans chez la femme. Puis la phase de chute (phase catagène) qui dure trois semaines. Puis vient la phase de repos (phase télogène) qui dure trois à six mois, et pendant laquelle il n'y a plus aucun poil dans le follicule.

· **Les ongles** sont des tablettes faites d'une protéine solide : la kératine. Ils protègent le bout des doigts et des orteils, notamment lors des saisies fines, des activités manuelles et du grattage. L'ongle comporte une partie visible, appelée « corps de l'ongle », qui est au bout du doigt en continuité avec l'épiderme. L'ongle comprend également une partie cachée sous le repli de la cuticule, appelée « racine de l'ongle », qui s'enfonce profondément dans la peau, pour atteindre quasiment l'articulation de la phalange.

Un organe qui subit des influences internes

L'âge

Le vieillissement est caractérisé par une diminution de la régénération des cellules et une accumulation de mutations en leur sein. Au fil du temps, nos outils de réparation deviennent moins performants, conduisant à l'accumulation de dégâts qui gênent le fonctionnement des cellules. Visuellement, on constate le vieillissement inéluctable de la peau, même sur les zones totalement protégées des agressions externes. Concrètement, c'est à partir de 30 ans que démarre le lent processus de vieillissement de la peau. Mais rassurez-vous, on peut le ralentir considérablement de diverses façons, à commencer par l'application quotidienne de cosmétiques « anti-âge ».

Le stress

Le stress est la réponse de notre organisme à une agression physique ou psychique. Lorsqu'il est chronique, le stress entraîne la sécrétion de cortisol, une hormone stéroïde, qui influence de nombreux organes dont la peau. Que ce soit la multiplication de situations angoissantes au quotidien, ou simplement la charge de travail et le rythme de vie, une élévation durable du cortisol entraîne de l'acné, une chute de cheveux, un vieillissement prématuré de la peau, une augmentation de la pilosité, voire des vergetures et des retards de cicatrisation. Le stress exacerbe aussi les maladies de peau préexistantes, comme l'eczéma, la rosacée ou le psoriasis.

L'alimentation

Au même titre que les autres organes, la peau est influencée par notre alimentation. Riche en fruits et légumes, elle apporte à la peau les nutriments qui lui permettent au mieux de se régénérer. Mais l'alimentation industrielle, ou riche en sucres et graisses saturées, conduit à un teint terne, une peau flétrie et en manque d'élasticité, et peut même aggraver certaines dermatoses.

Les hormones

De nombreuses hormones influencent la peau : hormones sexuelles en premier lieu (œstrogènes et androgènes), hormones thyroïdiennes, hormones du stress, facteurs de croissance… Récemment, il a même été mis en évidence que les hormones du métabolisme du sucre (insuline en particulier) avaient une influence sur la peau. C'est dire la complexité des facteurs qui s'exercent en permanence sur l'ensemble de cet organe.

- **Les œstrogènes** sont les hormones féminines. Au niveau cutané, elles maintiennent le taux de collagène et l'épaisseur cutanée, favorisent l'hydratation cutanée et la cicatrisation. Les œstrogènes favorisent également la pousse des ongles et des cheveux.

- **Les androgènes,** en revanche, hormones masculines sécrétées en petites quantités chez toutes les femmes, favorisent le développement de la pilosité (au visage en particulier), la chute des cheveux et le développement de l'acné.

Un organe qui subit des influences externes

Le soleil

Le soleil est-il l'ami ou l'ennemi de la peau ? Eh bien, un peu des deux ! Les rayons ultraviolets (UV) émis par le soleil sont bénéfiques à petites doses, mais néfastes si les expositions solaires sont répétées ou trop intenses.

Les rayons UVB activent la synthèse de vitamine D au niveau de la peau : c'est une vitamine-hormone nécessaire à la régulation de nombreux mécanismes vitaux (au niveau du cœur, du système nerveux, du pancréas, et du système immunitaire). Mais les UVB sont également les rayons qui provoquent les coups de soleil, de véritables brûlures dont la répétition peut mener à divers cancers de la peau.

Les rayons UVA sont ceux qui génèrent le bronzage, cette pigmentation qui protège les cellules de l'épiderme, et, ne le nions pas, nous donne bonne mine. Mais les expositions répétées aux UVA accélèrent considérablement le vieillissement cutané et peuvent également provoquer des cancers de la peau.

Finalement, si vous avez la peau claire, il vaut mieux vous exposer avec modération au soleil, en évitant tout coup de soleil ou tout bronzage intensif.

Le tabac

Mauvaise nouvelle pour les fumeurs : le tabac altère la peau à différents niveaux. Vous avez déjà certainement constaté que votre teint est plus terne, vos pores plus dilatés lorsque vous fumez plus, mais il n'y a pas que cela.

Au niveau cutané, la cigarette est un facteur majeur de vieillissement cutané, juste après le soleil ! Rides plus précoces et plus marquées, amincissement de la peau, perte d'élasticité… font partie des effets néfastes du tabac sur la peau.

On constate également une tendance à l'acné, avec plus de comédons, de pores dilatés, et une peau plus grasse.

Il faut savoir que le tabac peut aussi aggraver des maladies cutanées chroniques comme l'eczéma, la dermite séborrhéique ou le psoriasis. Enfin, la consommation régulière de cigarettes retarde et gène la cicatrisation, d'où l'importance de ne pas fumer durant les jours qui suivent une opération chirurgicale.

Sachez par ailleurs que fumer altère la pousse et la qualité des ongles et des cheveux. Vous avez des ongles fragiles ou des cheveux en piteux état ? Commencez par réduire votre consommation de cigarettes !

La pollution

Ce n'est que récemment que l'influence de la pollution urbaine sur la peau a été mise en évidence. Vous le pressentiez ? Eh bien, votre intuition était la bonne, en voici les preuves scientifiques.

La peau est un organe exposé en permanence à l'air qui nous entoure. Et malheureusement pour nous, les particules fines y pénètrent en profondeur et génèrent au sein des cellules des radicaux libres qui causent de sérieux dégâts. Ce phénomène est appelé stress oxydatif. La pollution n'est pas le seul facteur en cause, mais c'est un ennemi quotidien contre lequel nous ne pouvons pas grand-chose.

Concrètement, l'exposition à la pollution issue du trafic routier et des rejets industriels accélère le vieillissement cutané. La pollution aggrave aussi les problèmes de peaux sensibles ou réactives, les dermatoses inflammatoires, et l'acné.

Les soins cosmétiques

Bien évidemment, notre peau est influencée par les soins qu'elle reçoit. Certains sont bénéfiques, par exemple pour lutter contre l'acné, le vieillissement ou les taches brunes. D'autres pratiques peuvent s'avérer irritantes : le lavage au savon moussant, le contact avec l'eau calcaire, des soins non adaptés à son type de peau, ou même l'utilisation d'un nombre excessif de cosmétiques au quotidien.

Des maladies de peau liées à notre environnement ?

L'acné

Le « privilège » de l'acné n'est pas réservé qu'aux adolescents. En effet, des études récentes montrent que 40 à 50 % des femmes urbaines souffrent d'acné après l'âge de 25 ans. Il semble dans ce cas que des facteurs hormonaux, alimentaires et environnementaux soient en cause.

La peau contient des glandes sébacées qui produisent le sébum, ce liquide gras qui protège la surface de la peau. Les sécrétions hormonales activent ces glandes de la puberté à la ménopause chez les femmes, et jusqu'à la soixantaine chez l'homme. Il en résulte une production de sébum plus ou moins abondante, une inflammation régulière des glandes sébacées, et une obstruction mécanique de leur canal excréteur. Ainsi, la peau est plus ou moins grasse, et les boutons plus ou moins présents en fonction des variations hormonales.

Quelle que soit la partie du corps concernée, il existe différentes formes d'acné.

- **L'acné rétentionnelle**, dans laquelle les boutons sont surtout des points noirs, des pores dilatés, des points blancs et des microkystes. Ces lésions sont dues à une accumulation de déchets dans le canal excréteur des glandes sébacées. Pour traiter cette « tuyauterie » bouchée, des soins exfoliants et gommants sont nécessaires. Tout ce qui va absorber le sébum et désincruster les pores est le bienvenu.

- **L'acné inflammatoire**, faite de gros boutons rouges, douloureux et longs à disparaître, voire de kystes. Cette acné risque de laisser des cicatrices, il faut donc la traiter avec plus d'agressivité. On a recours aux antibiotiques, à des soins anti-inflammatoires locaux, voire à de l'isotrétinoïne pour traiter ces lésions.

- **L'acné mixte**, faite à la fois de lésions rétentionnelles et de lésions inflammatoires. Cette acné se traite en combinant deux types de traitements (exfoliants et anti-inflammatoires).

L'eczéma

Sous l'appellation eczéma se regroupe en fait un certain nombre de maladies. Il faut distinguer les eczémas d'origine externe (par allergie de contact) et ceux d'origine interne (et éventuellement influencés par des facteurs environnementaux) comme la dermatite atopique, la dyshidrose, ou l'eczéma nutritionnel.

En France, la forme la plus fréquente est l'eczéma de contact, une allergie liée au contact de la peau avec un allergène (nickel, cosmétiques…). Une autre forme répandue est l'eczéma de la dermatite atopique qui commence dans l'enfance et peut s'accompagner d'asthme, de rhinites polliniques et de conjonctivites. Cette pathologie est en constante augmentation dans les pays industrialisés, et on estime à l'heure actuelle que 30 % de la population française est concernée par l'atopie au sens général (symptômes cutanés ou extracutanés). Au niveau dermatologique, la peau de l'atopique est sèche, et présente des démangeaisons et des poussées d'eczéma. Ces manifestations sont liées à l'interaction complexe entre facteurs génétiques et environnementaux.

En effet, comme pour l'ensemble des maladies allergiques, l'incidence de la dermatite atopique a été multipliée par deux à trois ces dernières décennies. On estime actuellement qu'elle touche 20 à 30 % des habitants des pays industrialisés, alors que ce chiffre n'était que de 5 % dans les années 1960 ! Il semble que l'amélioration du niveau d'hygiène soit en cause dans cette progression. Et de fait, notre environnement moderne nous expose à des allergènes modifiés : à la fois qualitativement (nouveaux aliments exotiques, alimentation industrielle avec des additifs chimiques et protéiques) et quantitativement (habitats confinés, riches en revêtements synthétiques, permettant l'augmentation des charges en acariens).

De plus, notre barrière cutanée est également fragilisée par les nouvelles habitudes d'hygiène (fréquence des lavages excessive, utilisation de nettoyants décapants…). Aussi, notre barrière respiratoire est irritée par la pollution tabagique, industrielle et automobile. La barrière digestive est, quant à elle, perturbée par l'alimentation stérile que nous consommons, les antibiotiques qui détruisent la flore normale de nos intestins, et l'absorption d'aliments irritants pour la muqueuse digestive. Ajoutez à cela que notre système immunitaire est moins stimulé pour lutter contre des infections (du fait de l'amélioration des conditions d'hygiène et de la couverture vaccinale), et vous comprendrez qu'il se déséquilibre, en développant parfois des réponses inadaptées comme les réactions allergiques.

La peau sensible

Sous cette appellation générale se cache un mal difficile à comprendre, mais en constante augmentation. Comment définir une peau sensible ? En dermatologie, il y a des critères objectifs bien sûr (peau sujette aux rougeurs, allergies avérées à certains cosmétiques, peau sèche…) mais il y a surtout des critères subjectifs. Et là, les patients sont loquaces ! Intolérance à l'eau du robinet, rougissements fréquents, tiraillements après la toilette, intolérance à certains soins (en l'absence de réelle allergie), et surtout… difficulté à trouver des cosmétiques que la peau tolère. Et chassons immédiatement les idées reçues : la peau sensible n'est pas réservée aux peaux claires, ni aux femmes. Tout le monde peut être concerné. En fait, le problème est même de plus en plus fréquent et semble, au moins en partie, lié à notre excès de zèle en matière de soins du visage. Car le visage est la zone principalement touchée par les phénomènes de « peau intolérante ». Pourquoi ? Pour plusieurs raisons. D'une part parce que le visage est exposé quotidiennement aux agressions externes : soleil, pollution, vent, air froid ou sec… D'autre part parce que cette zone concentre tout notre excès de soins, à savoir : toilette une à deux fois par jour avec plusieurs produits nettoyants (le fameux démaquillage en plusieurs temps), applications de plusieurs couches de cosmétiques (lotions, sérums, crèmes, fond de teint, poudre, etc.), et association fréquente de composés dont les effets irritatifs s'additionnent.

Avec ce traitement de choc, pas étonnant que la peau devienne sensible et ne tolère plus rien. L'épiderme est fragilisé, il sature et vous le fait comprendre.

Découvertes récentes

La chronobiologie de la peau

La chronobiologie est un sujet d'actualité puisque le prix Nobel de médecine 2017 a été attribué à une équipe de chercheurs américains pour leurs travaux sur les mécanismes moléculaires qui régulent le rythme circadien.

Et la peau est justement un organe qui a sa propre chronobiologie ! Plus précisément, au sein de la peau, chaque cellule possède sa propre horloge biologique interne, qui est elle-même en permanence resynchronisée par une horloge centrale située au niveau de notre cerveau. Notre organisme est donc normalement calé sur une période d'environ vingt-quatre heures, alternant veille et sommeil, et appelée rythme circadien. Grâce à cette synchronisation des activités cellulaires, la peau peut fonctionner à son maximum et assurer l'ensemble de ses fonctions. Au cours de la journée, les cellules cutanées nous protègent des diverses agressions environnementales, puis, pendant la nuit, elles démarrent un processus de réparation afin de corriger les dégâts subis. Toute désynchronisation altère les qualités de réparation, occasionnant un teint terne et brouillé et un vieillissement accéléré de la peau. Or nos vies modernes ne favorisent pas le fonctionnement optimal de nos horloges biologiques : nous ne voyons que peu la lumière naturelle, sommes devant nos écrans jusqu'à des heures tardives, et avons des horaires de vie souvent irréguliers. Tout ceci se lit sur notre peau jour après jour.

Le microbiote cutané : un rempart contre les infections

La peau est également un organe immunitaire complexe et puissant, qui nous permet de nous défendre contre les infections d'origine externe et de tolérer les éléments non agressifs de notre environnement. Les progrès de la recherche, ces dernières années, ont permis d'identifier sur la peau une flore de germes incroyablement foisonnante, dont la présence est normale. Notre peau est ainsi colonisée par environ 1 million de microbes par centimètre carré. Cette flore se constitue progressivement, dès la naissance, et jusqu'à l'âge adulte où elle semble se stabiliser. Ces micro-organismes sont étroitement associés à leur hôte, au point de former une empreinte microbienne individuelle. Cet ensemble de microbes à la surface de notre peau s'appelle « le microbiote ». Il se modifie quand nous appliquons des cosmétiques sur la peau, quand le pH évolue ou quand nous prenons des antibiotiques. Cet ensemble est très étudié par les chercheurs actuellement, car il existe des relations étroites entre microbiote et maladies cutanées. Le microbiote joue, en effet, un rôle essentiel dans les fonctions de défense et de tolérance de la peau. La diminution de cette diversité microbienne est associée aux maladies inflammatoires cutanées. Autrement dit, plus il y a de bactéries différentes, moins il y a d'inflammation ! C'est la raison pour laquelle il est essentiel de ne pas perturber la flore avec laquelle nous sommes censés vivre en harmonie.

De l'intestin à la peau

Santé digestive et maladies de peau

Il y a dix ans, peu de gens s'intéressaient aux liens entre intestin et peau. Et pourtant, ils semblent bel et bien exister. De nombreuses études ont établi un lien entre l'alimentation et la dégénérescence de certains organes (le plus connu étant le cœur), alors pourquoi la peau ne subirait-elle pas les mêmes influences ? Plus récemment, les études consacrées au système digestif ont permis d'établir des liens entre flore digestive (le microbiote intestinal) ou aliments perturbant la perméabilité intestinale (le gluten pour ne citer que lui) et certaines maladies. Là encore, la peau échapperait-elle à ces influences ? Je ne le pense pas. Il semble donc logique, au vu de ce que nous connaissons des liens entre santé digestive et santé générale, et tenant compte des recherches les plus récentes dans le domaine de la dermatologie, de soigner ses intestins et de veiller à la qualité de son alimentation si l'on veut entretenir sa peau.

Alimentation et maladies de peau

L'acné

Il y a ceux qui y croient, et ceux qui doutent, autant chez les dermatologues que parmi les patients. Et pourtant, ces dernières années, les preuves s'accumulent qui attestent d'un lien fort entre alimentation et acné. Voici ce qu'il faut retenir aujourd'hui sur ce sujet.

Les travaux scientifiques les plus récents le confirment : certains aliments favorisent l'acné. Les mécanismes qui conduisent à la formation des boutons sont complexes et mettent en jeu des hormones qui agissent localement au sein même de la peau. Sans rentrer dans des détails rébarbatifs, retenez que les aliments favorisant l'acné sont :

- Le lait, même bio, même écrémé ;
- Les aliments gras : charcuterie, fromages, aliments contenant de l'huile de palme, fritures…
- Les aliments sucrés : biscuits, sodas, confiseries, desserts industriels, chocolat ;
- Et de façon générale, les préparations industrielles, qui sont généralement chargées en sucres et graisses.

La dermatite atopique

Les hypothèses scientifiques les plus récentes sur les causes de la dermatite atopique mettent en cause la mauvaise qualité de la flore microbienne intestinale. Le microbiote intestinal fait l'objet d'études poussées ces dernières années, et il semble qu'une flore de mauvaise qualité, peu diversifiée, ou déséquilibrée, favorise de nombreuses pathologies extra-digestives. L'eczéma atopique pourrait en faire partie. Ces hypothèses sont encore trop récentes pour déboucher sur des traitements concrets pour les patients. En dehors de l'éviction des aliments auxquels une allergie est avérée (protéines de lait de vache ou d'œuf par exemple), difficile d'établir un lien clair entre alimentation et eczéma.

Cependant, compte tenu de la gêne occasionnée par les lésions, il me semble légitime de proposer aux patients souffrant d'eczéma des conseils de bon sens, qui de toute façon seront bénéfiques à la santé générale. À chacun de voir si l'état de sa peau s'en trouve amélioré. Je suggère donc de veiller à la santé de ses intestins en limitant les aliments que l'on digère difficilement, les aliments industriels, les graisses saturées, les aliments sucrés, le lait de vache. Réservez une belle part aux fruits et légumes, aux « bonnes graisses », aux aliments peu transformés en usine, et aux aliments riches en probiotiques (ces bactéries bénéfiques que l'on trouve dans les yaourts et les aliments fermentés). Tout en poursuivant les soins de la peau (crèmes pour peaux sèches, nettoyants doux…), observez si un bénéfice supplémentaire est obtenu grâce à une modification de l'alimentation. Un test de deux à trois mois paraît raisonnable avant de porter vos conclusions.

Cerveau et peau : une connexion permanente

Les problèmes de peau, c'est dans la tête ? Absolument, mais pas pour les raisons que vous imaginez !

Une origine embryonnaire commune

En fait, l'épiderme et le système nerveux ont la même origine embryonnaire. De ce fait, les cellules de la peau et celles du cerveau communiquent entre elles de la même façon : par le biais des mêmes molécules. Pas étonnant donc que notre peau comprenne les messages émis par le cerveau, les ressente et les exprime. À l'inverse, la peau peut également envoyer des messages chimiques compréhensibles par le cerveau.

Notre état émotionnel influence la peau, qui influence notre état émotionnel

Souvent des facteurs émotionnels, le stress en premier lieu, aggravent des maladies de peau préexistantes, voire les révèlent. C'est particulièrement vrai pour l'eczéma, la dermite séborrhéique, l'acné, ou le psoriasis. Causes ou conséquences des lésions cutanées, les facteurs émotionnels ne doivent pas être sous-estimés. À l'inverse, on ne peut pas réduire une maladie cutanée à une simple manifestation du stress. Chaque peau s'exprime différemment en fonction d'un terrain génétique individuel. Et de nombreuses maladies de peau évoluent par poussées qui ont lieu en dehors de tout facteur déclenchant psychologique. Mais, comme si les choses n'étaient pas assez compliquées, il est évident que l'état de notre peau influence grandement notre moral : il est fréquent d'être stressé ou déprimé quand on a une pathologie cutanée, aussi banale soit-elle.

Comprendre ces mécanismes aide à prendre conscience de l'installation d'un cercle vicieux et à en sortir pour tous les malades de la peau qui présentent un problème chronique évoluant par poussées.

À quoi sert la peau ?

La peau, une simple enveloppe qui emballerait notre personne ? Certainement pas ! Les fonctions assurées par la peau sont multiples et diverses. Au point que la peau est un organe vital au sens littéral. Sans elle, la vie n'est tout simplement pas possible, comme en attestent les cas des grands brûlés, ou de certaines maladies cutanées congénitales rapidement fatales.

Une barrière de protection

La peau est une barrière de protection indispensable contre les agressions extérieures : chaleur, soleil, eau, allergènes, agents chimiques, agressions mécaniques… Lorsque la peau est altérée sur une grande surface (abîmée ou brûlée par exemple), on risque des infections, une déshydratation, ou une hypothermie.

Une enveloppe semi-perméable

La peau a une étanchéité sélective. Certaines substances peuvent passer à travers les couches de l'épiderme, principalement en pénétrant dans les follicules pilo-sébacés. C'est cette propriété qui assure la pénétration des crèmes (substances hydrosolubles) que vous appliquez sur la peau. Quant aux substances liposolubles, elles sont absorbées également par les cellules épidermiques.

Une réserve d'eau

L'épiderme (même en cas de peau sèche) limite l'évaporation de l'eau, ce qui nous évite de nous déshydrater. Quant au derme, il représente une réserve d'eau mobilisable en cas d'urgence. Vous voulez savoir si vous buvez suffisamment ? Pincez la peau du dos de votre avant-bras : le pli ne doit pas rester marqué, sinon c'est que vous n'avez pas eu votre ration !

Un rempart contre les infections

La peau est un organe immunitaire à part entière, qui nous permet de nous défendre contre les infections et de tolérer les éléments non agressifs de notre environnement. Ce rôle défensif est assuré par la structure même des couches de la peau, et par la présence de cellules immunitaires au sein de la peau.

Le microbiote cutané

Les progrès récents de la recherche ont permis d'identifier sur la peau une flore de germes dense et riche : notre microbiote. En temps normal, notre peau est ainsi colonisée par environ 1 million de microbes par centimètre carré ! Cette flore se constitue progressivement, dès la naissance, et jusqu'à l'âge adulte. Malheureusement, cette flore se modifie quand nous appliquons des cosmétiques sur la peau ou quand nous prenons des antibiotiques. Le microbiote cutané fait actuellement l'objet d'intenses recherches, car il existe des relations étroites entre microbiote et maladies cutanées. En effet, notre flore microbienne joue un rôle essentiel dans les fonctions de défense et de tolérance de la peau. La diminution de cette diversité microbienne est associée aux maladies inflammatoires cutanées et aux allergies. Au contraire, plus il y a de bactéries différentes, moins il y a d'inflammation ! C'est la raison pour laquelle il est essentiel de ne pas déséquilibrer la flore complexe qui vit à la surface de la peau.

Un organe de régulation thermique

La peau sert également à maintenir notre température corporelle. Elle augmente ou limite la déperdition de chaleur selon les circonstances. Vous l'avez remarqué, lorsqu'il fait froid, la peau devient blanche et froide : les vaisseaux cutanés se resserrent afin de limiter les pertes de chaleur. Mais lorsqu'il fait chaud, au contraire, ils se dilatent, afin que la chaleur interne s'évacue à la surface cutanée. Dans ce dernier cas, la sécrétion de sueur aide également à rafraîchir la surface cutanée.

Notre peau est admirablement adaptée aux changements de températures !

Une usine à hormones

Saviez-vous que la peau est parfois comparée à une « usine à hormones » ? Les hormones, ce n'est pas que l'affaire des glandes. La plus connue des hormones fabriquées au sein de la peau est la vitamine D, qui n'est en fait pas une simple vitamine. Mais les cellules graisseuses de l'hypoderme ont aussi une activité hormonale intense, qui participe au métabolisme du corps entier. Pas question donc de se séparer de cette petite couche de graisse, indispensable à notre bonne santé.

Un organe qui communique

Quand on pense « communication », on pense à la parole et aux gestes. C'est sans compter sur les signaux adressés par la peau (de vos interlocuteurs), et que vous percevez en permanence et analysez de façon inconsciente. Qu'on le veuille ou non, l'état de notre peau (principalement celle du visage et des mains) est la première chose perçue par les autres. Nous percevons également les odeurs corporelles, qu'elles soient naturelles, ou artificielles (dues à l'usage de cosmétiques et parfums).

Enfin, par le biais du champ sémantique de la peau et du toucher, nous exprimons diverses nuances de notre état ou de nos actions. On peut ainsi être « à fleur de peau », être « horripilé », « avoir une réaction épidermique », « toucher juste », et bien sûr être « bien ou mal dans sa peau ».

Un organe sensoriel

Notre peau est un organe très riche en capteurs qui permettent de sentir le froid, la chaleur, la pression, la douleur, la rugosité ou la douceur. Vous n'en avez pas conscience, mais le système sensoriel de la peau analyse en permanence les informations reçues sur l'ensemble du corps. Il les trie et ne vous fera finalement parvenir en pleine conscience que celles qui sont pertinentes !

Prendre soin de sa peau

Respectez les besoins de votre peau

Au même titre que les muscles ont besoin d'entraînement et de repos pour accomplir facilement les tâches du quotidien, la peau a besoin que vous respectiez ses besoins pour fonctionner correctement. Si vous la considériez jusqu'alors comme une enveloppe inerte, plus proche du vêtement que d'un organe, il va falloir que cette vision change! Répondre aux modestes besoins de votre peau n'est pas une tâche bien compliquée, et vous en apprécierez les bénéfices à chaque instant: un ralentissement du vieillissement cutané, une peau douce, souple et confortable sur l'ensemble du corps, pas de démangeaisons, pas de tiraillements, une meilleure cicatrisation, une bonne tolérance aux changements (de saison, de cosmétiques, d'équilibre hormonal, etc.), une réduction de la réactivité cutanée, une moindre capacité à s'irriter, et un moindre impact des maladies cutanées récidivantes.

Voyons donc concrètement de quoi notre peau a besoin.

Protégez votre peau

J'en entends déjà certains : « De quoi faut-il protéger la peau puisque c'est elle qui est censée nous protéger ? » Je répondrai simplement ceci : à l'inverse de l'animal, la peau humaine est dépourvue de pelage. Elle est donc particulièrement vulnérable et, même si cela ne paraît pas évident, notre mode de vie moderne est source de multiples agressions. Comprendre cela permet de conserver son « capital peau » le plus longtemps possible et de s'éviter bien des désagréments lorsqu'on avance en âge.

De quoi donc faut-il protéger sa peau ? Des agressions physiques ou chimiques, du soleil, du tabac, de la pollution, du froid… La liste est longue… Voyons plus en détail.

- **Les agressions physiques** représentent les situations au cours desquelles la peau risque d'être lésée, coupée, brûlée, abrasée… ce qui peut entraîner des plaies longues à cicatriser, voire des cicatrices. Or la plupart de ces incidents sont évitables ! Soyez rigoureux : portez des gants lorsque vous utilisez un instrument coupant, ou soyez attentif à vos gestes. Utilisez des gants pour mettre les plats au four, plutôt qu'un torchon. Reposez le fer à repasser sur son socle entre deux piles de linge. Portez des vêtements doux pour éviter les frottements au sport. Choisissez des chaussures fermées et souples pour marcher longtemps ou faire du vélo, etc. Bref, faites preuve de bon sens, d'organisation, d'anticipation et d'attention pour éviter de vous blesser inutilement.

- **Les agressions chimiques** font également partie des problématiques quotidiennes, pourtant faciles à éviter. Les produits chimiques les plus fréquents sont les nettoyants, les produits d'entretien de la maison et les produits de bricolage. Or rares sont les gens à s'en méfier alors qu'il est bien désagréable d'avoir les mains irritées et fendillées pendant de longs mois. Si vous souffrez de cette « dermite des ménagères » (ou dermite irritative), c'est que vous en faites trop subir à vos mains. Trop de lavages au savon, trop de contact avec le liquide vaisselle ou les produits de ménage… Il faut stopper au plus vite les dégâts. Les solutions sont simples : réduire le lavage des mains au strict minimum (c'est-à-dire se laver les mains uniquement avant de préparer les repas ou de manger, soit au plus trois à six fois par jour selon l'âge de vos enfants), et porter des gants systématiquement pour faire la vaisselle et le ménage.

Quant aux bricoleurs, le port de gants pour utiliser les produits chimiques est également nécessaire, soyez rigoureux.

- **Le soleil**, lorsqu'on s'y expose trop ou trop souvent, est un ennemi majeur de la santé de la peau !

Les expositions intenses vous exposent à un risque de brûlures pouvant aller jusqu'au deuxième degré profond (c'est le gros coup de soleil avec cloques), et les expositions répétées accélèrent considérablement le vieillissement de la peau (rides, perte d'élasticité et taches brunes dès 35 ans). Dans ces deux cas également, le risque de cancers de la peau (dont certains sont agressifs et métastasent) est augmenté. Alors, ne mettez pas votre santé en danger et protégez-vous du soleil en adoptant ces mesures simples et efficaces :

- Protégez-vous du soleil du 15 avril au 15 septembre, en France métropolitaine ;
- Utilisez des crèmes d'indice SPF 30 ou 50, même si vous avez la peau colorée. Rappelez-vous qu'en dessous d'un SPF de 20, elles ne sont pas suffisantes en été ;
- N'utilisez pas les crèmes ouvertes l'année précédente, ou il y a plus de six mois ;
- L'été, évitez de vous exposer au soleil entre 11 heures et 16 heures ;
- Emportez vos crèmes solaires partout avec vous en été, dans votre sac, même si vous pensez que vous n'allez pas les utiliser ;
- Prévoyez une quantité suffisante de soins solaires pour la durée des vacances, si vous partez loin ;

- Protégez-vous avec des vêtements : chapeau ou casquette, lunettes de soleil couvrantes, tee-shirts anti-UV et shorts de bain ;
- Si vous n'avez pas de crème solaire sur vous en été, rendez-vous à l'évidence : vous ne pouvez pas vous exposer au soleil entre 11 heures et 16 heures. Trouvez une autre activité ;
- Si vous êtes distrait, programmez le minuteur de votre téléphone pour penser à remettre de la crème solaire !

Quelle quantité de crème solaire utiliser ?

Pour un adulte de 1,70 m, les quantités sont les suivantes. Et souvenez-vous qu'il vaut mieux en mettre trop que pas assez !

- Visage + cou + décolleté : 1 cuillère à café
- Chaque bras : ½ cuillère à café
- Tronc en entier : 2 à 3 cuillères à café selon la corpulence
- Jambes : 1 cuillère à café par côté

Réduisez le tabac

Difficile d'avoir une peau en pleine santé lorsqu'on fume. De même, cheveux et ongles sont abîmés par le fait de fumer régulièrement. Voici ce que l'on sait aujourd'hui des effets du tabac sur la peau. De quoi vous motiver pour réduire votre consommation de cigarettes.

Fumer aggrave l'acné

Avis aux fumeurs, il existe une relation proportionnelle entre la sévérité de l'acné et la consommation quotidienne de cigarettes. Et si les hommes développent « seulement » points noirs et pores dilatés, les femmes sont plus exposées aux kystes et microkystes du fait de l'action de perturbateur hormonal du tabac. En effet, le tabac a une action anti-œstrogénique, c'est-à-dire qu'il diminue la proportion d'hormones féminines dans le sang. Chez la femme, ce déséquilibre entraîne une augmentation de la proportion d'androgènes sanguins, les hormones masculines. Sur la peau, ce déséquilibre hormonal se manifeste par :

- Une hyperséborrhée : une surproduction de sébum ;
- Des boutons rouges, kystes et microkystes ;
- Des pores dilatés.

Fumer vieillit la peau

Diverses études ont confirmé que fumer entraîne un vieillissement cutané accéléré avec :

- Des rides plus précoces et plus marquées ;
- Des rides dynamiques précoces autour de la bouche et des yeux ;
- Un teint terne, voire grisâtre chez les gros fumeurs ;

- Une peau déshydratée donc plus fragile ;
- Une peau plus fine et moins élastique.

Les mécanismes en cause sont multiples. Le tabac altère la microcirculation sanguine du derme d'une part et génère un stress oxydatif chronique d'autre part. Il en résulte au sein de la peau les altérations suivantes :

- Accélération de la dégradation des protéines du derme : élastine, collagène et acide hyaluronique ;
- Diminution de la synthèse de collagène ;
- Accumulation de fibres anormales et difformes dans la peau.

Par ailleurs, le tabac agit malheureusement de façon synergique avec le soleil en ce qui concerne le vieillissement cutané. Enfin, les effets du tabac sur le vieillissement cutané sont, là encore, dose-dépendants.

Fumer abîme cheveux et ongles

La cigarette favorise la chute de cheveux et gêne la repousse de plusieurs façons :

- Par toxicité directe de la fumée de cigarette sur les cellules des follicules pileux des cheveux ;
- Par altération de la microcirculation sanguine du cuir chevelu (action de la nicotine) ;
- Par altération directe du cycle de croissance du cheveu ;

- Par la création d'une inflammation chronique du follicule pileux, entraînant finalement une fibrose, sorte de cicatrice, au niveau des follicules ;
- Par l'induction d'un déséquilibre hormonal sanguin favorisant les androgènes, hormones masculines, qui entraînent la chute des cheveux.

Quant aux ongles, ils sont altérés de deux façons : par le contact direct avec la cigarette (qui les jaunit), et par la réduction de leur vascularisation, ce qui les prive de sang et d'oxygène, et donc gêne leur repousse.

Fumer perturbe la cicatrisation

Les effets du tabac sur la microcirculation sanguine sont responsables de troubles de la cicatrisation, ce qui favorise des cicatrices disgracieuses et augmente le risque infectieux en post-opératoire. Concrètement, si vous devez subir une opération, il est recommandé d'arrêter de fumer un mois avant et un mois après l'intervention. Cette précaution est indispensable en chirurgie esthétique si l'on veut éviter des cicatrices disgracieuses ou des surinfections cutanées.

Fumer aggrave les maladies de peau chroniques

Le tabac est un facteur qui déclenche, favorise ou entretient certaines maladies cutanées chroniques, comme le psoriasis et l'eczéma. Vous gagneriez donc à réduire la cigarette si vous avez du mal à contrôler ces pathologies, ou si elles récidivent sans cesse.

Dans tous les cas, on peut observer une amélioration de l'état de la peau, des cheveux et des ongles en réduisant la consommation de cigarettes. Ces résultats concrets sont une source de motivation supplémentaire pour celles et ceux qui souhaitent arrêter de fumer.

Comment entretenir sa peau lorsqu'on fume (et qu'on ne peut pas arrêter) ?

Si vous ne pouvez pas vous passer de la cigarette, vous pouvez tout de même limiter l'impact du tabac sur la peau de plusieurs façons :

- Protégez-vous du soleil par des soins aux indices de protection élevés (SPF 30 ou 50).
- Limitez les expositions aux polluants urbains.
- Mangez sainement, en misant sur les aliments riches en antioxydants (baies, thé vert, fruits et légumes, épices, chocolat noir...).
- Utilisez tous les jours un soin qui contre les effets du tabac sur le visage : sérum à la vitamine C, crème aux acides de fruits...

- Nettoyez votre peau en profondeur avec un masque au charbon végétal activé deux fois par semaine. Cette substance « pompe » littéralement les toxines de la peau. Le gain sur l'éclat du teint est immédiat !
- Ayez une activité sportive régulière, afin d'oxygéner votre peau et d'y activer la microcirculation.

Méfiez-vous de la pollution

La peau est quotidiennement exposée à la pollution, or ses effets sont multiples, à court terme comme à long terme. Pour protéger votre peau et l'aider à lutter contre les effets des particules fines, voici ce qu'il faut savoir.

Que ce soit par le biais de la production de radicaux libres au sein des cellules (stress oxydatif), par le dépôt de particules grises dans les pores, ou par la création d'une inflammation chronique de l'épiderme, les effets de la pollution sur la peau sont quotidiens et chroniques. Voici ce que vous pouvez avoir en vivant dans une zone polluée :

- Un **teint terne**, grisâtre, peu lumineux ;
- Une **peau fatiguée** et atone ;
- Une **peau réactive**, irritable ou intolérante ;
- Une **peau sèche** ou fragile ;
- De l'**acné**, des **pores dilatés** ou des **imperfections ;**

- Des **taches brunes** ou un **teint irrégulier ;**
- Des **rides** et ridules précoces ;
- Une **perte d'élasticité** de la peau ;
- L'**aggravation d'une maladie de peau chronique.**

Les effets négatifs listés ci-dessus touchent les femmes et les hommes à des degrés variables. Nous ne sommes pas tous égaux, et certaines peaux sont prédisposées à développer de l'acné, des irritations ou des rougeurs. Dans les mêmes circonstances, certains vont donc se plaindre d'avoir des boutons, d'autres la peau qui démange, ou autre chose.

Il faut également comprendre que les effets de la pollution se cumulent à d'autres agressions quotidiennes qui stressent les cellules de l'épiderme et du derme. La production délétère de radicaux libres (qui altèrent les cellules de l'intérieur) est aussi provoquée par : le tabac, le stress, la fatigue, le manque de sommeil, le soleil, l'alimentation industrielle… Bref, l'effet cocktail marque rapidement le visage. On comprend alors mieux pourquoi il est important de limiter ces effets cumulatifs. Ainsi, si vous vivez, comme moi, dans une ville polluée, vous avez intérêt à vous protéger du soleil ou à manger mieux les jours où les microparticules voilent la tour Eiffel !

Pour protéger votre peau et votre santé, plusieurs mesures simples s'avèrent efficaces :

- **Téléchargez une appli** pour vous informer quotidiennement de la qualité de l'air dans votre ville (sans attendre que la presse vous annonce qu'un nouveau record est atteint…), et tenez-en compte dans l'organisation de votre journée.
- **Évitez de sortir** longtemps en pleine journée lors des pics de pollution. Placez vos activités d'extérieur tôt le matin, si vous n'avez pas le choix.
- Lors des pics de pollution, évitez d'exposer en même temps votre peau au soleil, et réduisez votre consommation de tabac, afin d'éviter un effet cocktail (particules fines + UV + fumée…). À défaut, utilisez un soin de jour avec un filtre solaire d'indice élevé (SPF 30 pour les peaux claires). Ou optez pour une brume anti-UV.
- **Protégez mécaniquement votre peau** par l'utilisation de crèmes de jour « bouclier », c'est-à-dire qui empêchent la pénétration des microparticules dans l'épiderme.
- **Utilisez au quotidien des soins de jour « boucliers »**, riches en antioxydants, afin de fournir à votre peau les substances qui lui permettent de combattre les radicaux libres générés par la pollution.
- **Mettez également à votre menu des super-aliments** riches en antioxydants pour booster le décrassage

interne et améliorer la réparation des cellules en cas de pollution.

- Adoptez les bons réflexes pour **éliminer les toxines de la peau** : sport, yoga, hammam, masques désincrustants, jus détox… À prévoir tous les 2 jours (en alternant les modes de détox) en cas de pollution chronique.
- Éventuellement, **l'achat d'un ionisateur** pour purifier l'air ambiant, ou de **plantes assainissantes**, peut se discuter, si l'investissement ne vous paraît pas trop élevé. Cela soulagera également les irritations respiratoires ou oculaires.

Luttez contre le froid

Y avez-vous songé ? La peau est l'organe le plus exposé au froid ! De par sa surface et son contact direct avec notre environnement, la peau est l'organe le plus exposé au froid et au vent. Or la peau joue un rôle majeur dans la régulation de la température du corps : lorsqu'il fait froid, les petits vaisseaux de la peau se contractent afin de limiter les déperditions de chaleur. Résultat : la peau est moins bien vascularisée, donc moins bien nourrie. De plus, le vent a un effet desséchant et décapant sur l'épiderme : la peau pèle et devient rugueuse.

Enfin, en hiver, les acides gras responsables de la bonne cohésion de la barrière cutanée se modifient : la peau d'hiver troque (spontanément et bien inutilement) ses acides gras poly-insaturés contre des acides gras mono-insaturés, moins efficaces. D'où une sécheresse physiologique de la peau au retour du froid.

Si vous ajoutez à cela les douches chaudes prolongées et des nettoyants moussants trop agressifs, votre peau a de nombreuses raisons de souffrir et de vous tourmenter en cette saison.

Concrètement, voici quels sont les effets du froid sur la peau :

- **Sécheresse** avec **squames** (petites écailles) visibles ;
- **Démangeaisons** ;
- **Rugosités** et poils incarnés ;
- **Tiraillements** ;
- Plus grande **sensibilité**, voire intolérance à certains cosmétiques ;
- **Ralentissement de la cicatrisation**.

Comment protéger sa peau du froid ?

- **Maintenez votre peau au chaud.** Afin d'éviter la vasoconstriction qui aggrave la sécheresse ou retarde la cicatrisation, équipez-vous ! Ça peut paraître évident, mais êtes-vous sûre de porter des gants tous les jours ? De protéger suffisamment vos jambes du froid ?

- **Hydratez quotidiennement**. Votre peau manque d'acides gras pour maintenir la cohésion de l'épiderme. Il faut vous armer d'un soin émollient relipidant pour nourrir votre peau après la douche.
- **Lavez en douceur**. Les gels douche « standard » dissolvent les bons acides gras de la peau. En hiver, pour préserver ce précieux ciment intercellulaire, il vaut mieux utiliser des **huiles lavantes** riches et ultra-douces, surtout si votre eau est calcaire.
- **Isolez les zones de peau abîmées**. Vous avez les mains très abîmées, ou des plaques irritées sur les joues ? Pensez aux **crèmes barrières**. Elles isolent la peau et permettent une cicatrisation optimale. Ces soins s'achètent en parapharmacie, sans prescription.

La peau a besoin d'être nourrie « de l'intérieur »

L'état de notre peau reflète notre alimentation. Avez-vous remarqué comme vous avez le teint brouillé après un repas trop riche ou trop arrosé ? À l'inverse, le choix de certains types d'aliments favorise le bon fonctionnement de la peau, et un teint frais et lumineux. Bien nourrir sa peau n'est pas si compliqué, et souvenez-vous que l'ensemble de votre corps bénéficiera de vos choix nutritionnels. En pratique, voici les grandes règles à appliquer.

Buvez suffisamment !

Rappelez-vous que la peau est l'organe dans lequel nous stockons nos réserves d'eau. Des apports hydriques insuffisants peuvent flétrir la peau, et augmenter plis et ridules. La parade est simple : organisez-vous pour boire 1,5 litre d'eau, de thé ou d'infusions tous les jours. Ces apports sont à majorer en été ou en cas d'activité physique, cela va de soi.

En revanche, évitez de consommer trop de sodas, même allégés, qui fatiguent l'organisme (donc la peau), par leurs ingrédients chimiques, leur contenu en sucre ou leur acidité.

Pensez aux acides gras essentiels !

Je le répète : les cellules de l'épiderme sont liées entre elles par des acides gras essentiels. On les appelle ainsi car notre corps ne sait pas les fabriquer, ils doivent donc provenir de l'alimentation. Les oméga-3 et 9 en particulier sont à privilégier. Vous en trouverez dans les poissons gras, les fruits à coques, l'huile de colza, les graines de lin, la mâche…

À l'inverse, évitez les graisses d'origine industrielle (huile de palme, de coprah, « matières grasses végétales »…), ou la consommation trop fréquente de charcuteries ou viandes.

Misez sur les antioxydants naturels!

Les progrès de la recherche ces dernières années ont mis en évidence le rôle majeur du stress oxydatif, au sein de nos cellules, dans le vieillissement. Or la peau est un organe particulièrement exposé au stress oxydatif, de par son exposition directe au soleil, à l'air et aux polluants urbains. La parade est simple: consommez quotidiennement des aliments riches en antioxydants, qui vont contrecarrer les effets des radicaux libres dans nos cellules.

En pratique, il suffit de manger tous les jours des fruits et légumes frais. Si c'est compliqué, vous pouvez opter pour des super-aliments, qui sont très concentrés en antioxydants: les baies (myrtilles et baies de goji en particulier), le thé vert, le curcuma, les choux…

Pensez aux probiotiques naturels!

La santé de l'intestin conditionne celle de la peau. Or notre flore intestinale est souvent déséquilibrée par les aliments gras ou sucrés, ou la prise d'antibiotiques. Pour soigner votre microbiote intestinal, les aliments fermentés sont idéaux, en cures ou au quotidien: yaourts, kéfir, choucroute, légumes fermentés… Il y en a pour tous les goûts!

Évitez les aliments industriels

Je le martèle à mes patients : il est difficile d'avoir une peau saine en mangeant quotidiennement des préparations chargées en additifs chimiques, sucres, gras, sels... et pesticides. S'il est difficile pour une personne qui travaille, prend ses repas à l'extérieur, et a peu de temps (ou aucune envie !) pour cuisiner, d'éviter totalement les plats sortis d'une usine, il y a tout de même des astuces qui limitent la consommation de ces pseudo-aliments. Adoptez les réflexes suivants pour manger plus sainement sans trop de contraintes :

- **Évitez autant que possible les préparations industrielles** (plats tout prêts, desserts, viennoiseries). Remplacez-les par des aliments moins élaborés que vous assemblerez vous-même ;
- **Remplacez les sucres raffinés** par du sirop d'érable, du miel, du sirop d'agave, de la stévia ou du sucre de canne complet (voire rapadura ou muscovado) ;
- **Remplacez les sources excessives d'oméga-6 (favorisant l'inflammation) par des aliments riches en oméga-3 (réduisant l'inflammation) :** poissons gras, mâche, oléagineux, graines ou huile de lin, aliments Bleu Blanc Cœur (issus d'animaux à l'alimentation enrichie en oméga-3) ;
- **Réduisez le fromage**, et remplacez le lait de vache par des laits végétaux (soja, amande, avoine, riz...).

Enfin, on peut aussi effectuer quelques autres substitutions bénéfiques à l'ensemble de l'organisme :

- Remplacer le pain blanc ou le pain de mie par du pain multigraines complet et bio ;
- Remplacer les pâtes par du riz basmati, du riz complet, des légumineuses ou du sarrasin (bio si possible) ;
- Remplacer les desserts sucrés par des fruits (qui permettent d'être créatif et gourmand) ;
- Remplacer les sodas allégés par des eaux infusées (écorces d'agrumes bio, thym, romarin, menthe…).

Bref, on peut, sans trop se compliquer la vie, avoir une alimentation plus saine pour sa peau et l'ensemble du corps, sans pour autant cesser de se faire plaisir et de régaler sa famille.

La peau a besoin d'être nettoyée en douceur

Évidemment, vous savez qu'il faut se laver. Mais le faites-vous correctement ? La plupart des gens ont une routine d'hygiène excessive et trop agressive pour la peau. Se doucher deux fois par jour, ou se savonner avec un produit très moussant, par exemple, sont des erreurs qui assèchent la peau, et la rendent squameuse et inconfortable. Sans parler des excès qui concernent l'hygiène intime et sont la cause de la majorité des irritations périnéales. Et si vous arrêtiez le massacre ?

Le fond du problème n'est pas le risque pour votre santé (on ne risque aucune infection en se lavant un jour sur deux seulement), mais les odeurs corporelles qui sont indésirables socialement. Vous pouvez également apprécier la sensation de propreté ou de détente que l'on ressent après la douche du soir, ou avoir besoin de vous réveiller sous l'eau le matin. Soit, mais faites-le en évitant de décaper votre épiderme avec divers gels moussants.

Je vous propose donc de préserver votre peau en adoptant la routine suivante :

- Douchez-vous de préférence le soir, afin de nettoyer votre peau des saletés de la journée.
- Utilisez un savon surgras, ou fabriqué à froid, ou un nettoyant pour peaux sèches (huile, syndet, crème lavante…). Ces produits sont moins agressifs pour la peau.
- Contentez-vous de laver les zones dont les odeurs vous gênent, ou qui sont réellement sales. En pratique, le visage, les aisselles, les mains et les pieds. Le reste n'a pas besoin d'être nettoyé tous les jours : vos jambes et bras ont-ils réellement besoin d'être savonnés après une journée de bureau ? Quant aux zones intimes, si vous êtes sujet(te) aux irritations ou

mycoses en tout genre, je vous suggère de faire une simple toilette à l'eau autant que possible. Cette zone n'a pas besoin de plus, du strict point de vue médical : la flore s'y régule seule. Et si, certains jours, vous souhaitez vous débarrasser de vos odeurs naturelles (car c'est essentiellement pour cela que les gens se savonnent le périnée), utilisez un gel de toilette intime, et rincez-le soigneusement.

- Si vous avez besoin de la douche du matin pour vous réveiller, il n'est peut-être pas nécessaire de vous resavonner, qu'en pensez-vous ? Le contact de l'eau suffit amplement.
- Gardez à l'esprit que l'excès d'hygiène à la mode dans nos sociétés occidentales est néfaste pour la peau, et entraîne des problèmes grandissants de sécheresse, démangeaisons, peau sensible, dermite irritative et allergies.

La peau a besoin d'être stimulée

Il est probable que vous n'ayez jamais entendu parler de cela. Alors que faut-il entendre par là ? Stimuler sa peau est un concept auquel j'attache de l'importance, car au même titre qu'un muscle, l'organe « peau » a besoin qu'on active son fonctionnement. Cela la renforcera, tout en vous permettant de vous reconnecter avec votre enveloppe, les signaux qu'elle vous envoie, et les sensations qu'elle vous procure.

Voici plusieurs façons de stimuler sa peau :

- À certaines périodes (en vacances par exemple), réduisez votre consommation de cosmétiques au minimum, afin de laisser votre peau s'adapter naturellement à son environnement. Pas question de renoncer à la crème solaire en été, ou aux soins nourrissants en hiver, mais peut-être pouvez-vous profiter du printemps et de l'automne pour en faire moins pendant une ou deux semaines. Voyez ce que cela vous apporte. Connaître le fonctionnement de sa peau au naturel est un élément indispensable pour guider les soins.

- Activez la microcirculation au niveau du visage, afin de stimuler le métabolisme de la peau. Un massage d'une à deux minutes lors de l'application de votre crème de nuit suffit. Si votre peau est réactive, massez-la moins longtemps, ou limitez-vous aux zones les moins sensibles.

- Exfoliez votre corps, afin de stimuler le renouvellement cellulaire de l'épiderme. Ce geste ancestral consiste à frotter une fois par semaine la peau du corps (hors visage) afin de la débarrasser des cellules mortes. Ce signal enclenche une activité cellulaire qui entraîne également une production de collagène. C'est donc un geste anti-âge simple, peu coûteux et efficace sur le corps entier ! Quant à l'accessoire, vous avez le choix : brosses, loofas, fleur de douche, gel aux microbilles, recette maison (sucre, gros sel...), voire sable lorsque vous êtes en bord de mer. Laissez-vous guider par la tolérance de votre peau et n'allez jamais jusqu'à l'irriter, ce serait contre-productif.

- Stimulez les compétences sensorielles de votre peau. La peau est un organe extrêmement sensible : aux variations subtiles de température, à la pression, au vent, aux diverses sensations douloureuses... Être attentif à ces sensations, les vivre en pleine conscience permet de se reconnecter avec son corps dans son ensemble. Par exemple, soyez pleinement attentif aux sensations que provoque l'eau sur votre peau, à ce que vous ressentez lors du contact avec vos vêtements, ou avec d'autres objets. Exercez vos talents pour trier et analyser de temps en temps toutes les informations que votre peau vous envoie. Par exemple, prenez cinq minutes tous les jours, à des moments différents, pour étudier les sensations cutanées de la tête aux pieds. Ce petit exercice proche de la méditation en pleine conscience vous permettra rapidement de mieux cerner les signaux en provenance de la peau. Cela a un but immédiat visant à vous protéger en vous alertant rapidement : des petites blessures du quotidien, des piqûres d'insectes… Mais cela permet également de se ménager des petits plaisirs sensoriels au quotidien : plaisir de l'eau qui glisse sur sa peau, du vent tiède dans ses cheveux, du contact doux de vos draps, etc.

À chaque âge des soins spécifiques

Parler des soins de la peau ne peut évidemment pas se faire sans en passer par les cosmétiques ! Mais pas question pour autant de tomber dans une énumération de catalogue. Si votre peau présente des problèmes que vous souhaitez traiter (acné, taches brunes, rougeurs), le mieux est évidemment de consulter un dermatologue pour vous guider dans vos choix cosmétiques, ou pour vous prescrire un soin adapté. Ça, ce n'est pas difficile à comprendre.

Mais finalement, les questions que tout le monde se pose sont les suivantes : « Que mettre sur ma peau non pathologique pour l'entretenir ? Et qu'est-ce qui marche vraiment pour conserver une peau saine, quel que soit mon âge ? » Voici donc par tranche d'âge le type de produit que vous devez utiliser pour prendre soin de votre peau sur le visage, et idéalement les autres zones exposées au soleil (mains, cou, décolleté).

Entre 20 et 30 ans, priorité à la prévention

Selon les individus, 80 à 90 % du vieillissement cutané sont dus à des facteurs externes, au premier rang desquels vient le soleil. Le vieillissement « intrinsèque » lui, celui qui est génétiquement programmé et lié au seul âge, n'intervient qu'à partir de 30 ans. Avant cet âge, il est donc généralement inutile de s'offrir des gammes de soins dits « anti-âge ». En revanche, protéger sa peau des agressions externes qui l'abîmeraient, et entretenir son « capital peau » est primordial. Place donc à la prévention, avec des soins quotidiens qui devraient idéalement contenir :

- **Une protection solaire la journée** si vous passez du temps en extérieur, ou au volant, ou également si vous travaillez près d'une baie vitrée ensoleillée. En effet, les rayons UVA, source principale du vieillissement solaire, traversent les vitres. Un soin de jour avec un SPF de 20 ou plus est donc recommandé si vous êtes exposé à la lumière, même en ville.

- Pour les personnes urbaines exposées régulièrement à la pollution, **un sérum aux antioxydants matin et soir** est souhaitable. Les ingrédients à rechercher sont : la vitamine C, le sélénium, le resvératrol, les polyphénols, les extraits végétaux comme le raisin, le thé vert, la grenade… La liste est longue et il est impossible de tout énumérer. Veillez simplement à ce que ce soin porte la mention « antioxydant » ou « détox » ou « aide à lutter contre les effets de la pollution ». L'intérêt du sérum (par rapport à une crème de la même gamme) est qu'il est très concentré en actifs d'une part, et que sa texture vous permet d'appliquer par-dessus vos soins habituels (base de maquillage, BB crème…) sans changer vos habitudes.

- Plus récemment, de nouveaux cosmétiques visant à protéger la peau de la pollution font leur apparition. Suivez les tendances. Encore confidentiels à l'heure où j'écris ces lignes, **les soins « boucliers » limitant la pénétration des microparticules** au sein de la peau commencent à apparaître et représentent un nouvel outil à disposition en matière de protection des peaux agressées en milieu urbain.

- Quant aux soins du soir, avant 30 ans, une peau normale a surtout besoin d'être réhydratée et réparée. Songez-y! Vous vivez à un rythme effréné et vous n'avez pas toujours l'occasion de boire suffisamment ou de manger correctement. Alors la nuit, il faut apporter à votre peau des soins simples, mais qui lui permettent de se reconstituer un stock d'eau et une barrière épidermique suffisants pour affronter la journée du lendemain. **Un soin très hydratant**, même si vous n'avez pas l'impression d'avoir la peau sèche, est à privilégier. Et dans une texture plus riche que le soin de jour, afin de réparer efficacement l'épiderme en profondeur.

Entre 30 et 40 ans, luttez contre le déclin du collagène

30 ans marque un tournant pour la vie de la peau : c'est l'âge à partir duquel les fibres du derme commencent à décliner. Moins bien fabriqué, et plus rapidement dégradé, le « matelas dermique » perd peu à peu son épaisseur et son élasticité. Ce phénomène, lent, progressif et insidieux, se traduit par l'apparition de ridules permanentes autour des yeux, de rides qui se creusent sur le front, et d'une sensation de peau plus fine et moins « pulpée » au fil des années.

Je recommande donc de ne pas attendre de constater cela pour démarrer des soins spécifiques. Vous avez la trentaine, même depuis peu ? Sélectionnez les actifs suivants :

· **De la vitamine C.** Cet ingrédient est une valeur sûre dans la quatrième décennie. En effet, outre son fort potentiel antioxydant, la vitamine C est aussi un actif qui permet de lutter contre la formation des taches brunes, d'unifier le teint ; de stimuler la synthèse de collagène… et de combattre les effets du tabac. En utilisation quotidienne ou par cures de trois mois, les soins à la vitamine C sont incontournables chez les trentenaires, en particulier les fumeurs.

- **Des polyphénols.** Ces antioxydants sont des protecteurs contre le vieillissement cellulaire que l'on trouve dans de nombreux extraits végétaux familiers ou exotiques. Ils sont particulièrement intéressants pour préserver la peau des femmes urbaines, stressées ou surmenées.

- **Du rétinol.** Si votre peau n'est pas trop sensible, un soin de nuit au rétinol est l'idéal pour préserver votre grain de peau et la tonicité du derme. Appliqué tous les soirs (ou un soir sur deux en cas d'irritations) d'octobre à avril, le rétinol est la cure de jouvence hivernale qui fera la différence au fil des années. Ces soins en revanche ne doivent pas être utilisés au soleil, il est donc plus prudent de stopper au printemps et en été, au profit d'un autre type de soin.

- Sans oublier **une protection solaire d'indice élevé** en journée, même sur les peaux sombres.

Entre 40 et 50 ans

- **Des acides de fruits.** Moins irritants que le rétinol, les AHA sont donc mieux supportés sur les peaux plus sèches des quadras. Ils ont l'avantage d'exfolier en douceur mais avec régularité la surface cutanée, ce qui lisse le grain de peau, entretient la luminosité et l'éclat du teint, atténue les taches brunes, et (après plusieurs mois d'utilisation) active la synthèse de collagène. Ces soins sont à éviter l'été et lors de séjours au soleil ou en montagne.

- **De l'acide hyaluronique de bas poids moléculaire.** Ingrédient indispensable pour préserver l'hydratation de la peau, l'acide hyaluronique est aussi un actif qui stimule sa propre fabrication au sein du derme, à condition d'être véhiculé au sein de la peau sous forme de petits fragments, suffisamment légers pour atteindre les couches profondes de l'épiderme. Sinon, les grosses molécules d'acide hyaluronique restent à la surface de la peau. Cela permet une hydratation de surface et un effet lissant sur les ridules, mais il serait dommage de vous priver de l'action profonde de cette remarquable molécule. Veillez donc à sélectionner un soin mentionnant la présence d'acide hyaluronique « de bas poids moléculaire », ou sous forme de « fragments », ou destiné à lutter contre les rides ou la perte de fermeté.

- **Un sérum hydratant ou repulpant.** Malgré tous vos efforts pour hydrater votre peau, vous pouvez avoir, à la quarantaine, l'impression qu'aucun soin n'est suffisant. C'est là que les sérums hydratants, « repulpants » ou « retexturisants » interviennent.

Derrière ces néologismes se cache une nouvelle génération de soins concentrés, enrichis en minéraux et agents hydratants qui sont plus efficaces que de simples crèmes pour apporter et retenir l'eau en surface et au sein de la peau. Concrètement, l'utilisation biquotidienne d'un sérum « super-hydratant » apporte un confort immédiat, avec moins de tiraillements, une meilleure tenue des soins de jour, et une peau plus lisse.

- **Des soins qui combattent la perte de fermeté.** On peut agir sur la fermeté avec de l'acide hyaluronique, mais également avec divers actifs, souvent brevetés par les laboratoires. Lisez attentivement les informations mentionnées sur les emballages, sans toutefois vous fier aux promesses miraculeuses, type « effet liftant », qui sont loin d'être réalistes !

- **Un soin hydratant la nuit.** Après les modifications hormonales de la quarantaine, la peau change et devient plus sèche. Il est donc important, après une longue journée, de la nourrir correctement avec une crème de nuit suffisamment hydratante. La mention « crème riche » est à rechercher, les soins de nuit se déclinant souvent en diverses textures (sérum, crème légère, crème riche).

Entretenez votre visage sans oublier le reste du corps !

Votre aspect, et donc l'âge qu'on vous donne, ne se résume pas qu'à l'état de votre peau ! Choix vestimentaire, coiffure, style de maquillage, timbre de la voix, mais également souplesse, fluidité des mouvements, posture, tonicité générale et centres d'intérêt... tout cela participe au jugement inconscient que tout interlocuteur se fait de vous. Ainsi, une femme de 60 ans ayant fait trois liftings mais marchant lentement le dos courbé vous évoque automatiquement une personne âgée. À l'inverse, une sexagénaire mince et pratiquant le yoga régulièrement gardera une posture et une fluidité qui évoquent santé, vigueur et jeunesse même si elle entretient peu son visage.

Le bon équilibre à mes yeux est donc d'entretenir sa peau régulièrement mais sans excès, et de conserver ses muscles et ses articulations en bon état par une pratique sportive régulière et équilibrée (travail sur la souplesse et le renforcement musculaire en particulier).

Entre 50 et 60 ans

- **Des acides de fruits si possible.** Votre peau risque de perdre de son éclat et de s'orner de multiples petites ridules. Un soin quotidien aux acides de fruits (AHA) serait idéal pour préserver la texture de surface de la peau. Outre son effet lissant, ce type de soin active la synthèse de collagène au sein du derme, ce qui entretient la tonicité cutanée au fil des mois.

Et si ces soins sont trop irritants pour votre peau, appliquez-les seulement un soir sur deux ou un soir sur trois, ça marchera quand même !

- **Des actifs antitaches brunes.** Quelle que soit la couleur de votre peau, difficile d'échapper aux taches brunes. Pour limiter leur formation, ou éclaircir celles qui sont déjà là, un soin antitache est souhaitable. Son utilisation régulière permet également d'homogénéiser le teint. Les actifs à cibler sont divers : vitamine C, acide kojique, extraits végétaux, actifs brevetés…. Peu importe, du moment que vous achetez un soin destiné au visage entier (pas un correcteur ciblé des taches, trop irritant pour une utilisation à long terme).

- **Des soins « hormone-like » combattant les effets cutanés de la ménopause.** Si vous ne bénéficiez pas d'un traitement hormonal substitutif, votre peau peut souffrir du manque brutal d'œstrogènes. Pour pallier cela, certains soins ont été développés avec des ingrédients qui miment une action hormonale au niveau cutané ou contiennent des phyto-œstrogènes. Une utilisation quotidienne vous permettra de retrouver confort et élasticité. Ces soins étant souvent de texture riche, ils conviennent parfaitement en crème de nuit.

Après 60 ans

- **Des soins nourrissants aux acides gras essentiels.** La priorité est de conserver une peau bien hydratée et de lutter contre la fragilisation de la peau liée à l'âge. Dans ce but, recherchez des soins contenant des acides gras, ils sont essentiels pour préserver l'étanchéité de l'épiderme et le bon fonctionnement de la peau. Les mentions « émollient », « oméga-3, oméga-9 », « acides gras » sont à rechercher. Ces soins sont généralement issus de gammes pour peaux sèches ou ayant tendance à l'eczéma.

- **Une huile végétale pour pallier la réduction du film hydrolipidique.** Si votre peau « boit » rapidement les crèmes appliquées, une astuce consiste à appliquer (par-dessus votre crème, matin et soir) quelques gouttes d'une huile végétale, que vous masserez pour bien la faire pénétrer. Cette petite phase grasse ne fera pas luire votre peau, rassurez-vous, elle va simplement mimer le film hydrolipidique naturel, que votre peau a du mal à synthétiser. À vous de choisir votre huile en fonction de vos besoins : huile de bourrache ou d'onagre pour les peaux très sèches, huile d'argan ou de pépins de figue de Barbarie pour un effet anti-âge, huile de carotte contre les taches brunes…

Et les actes esthétiques dans tout ça ?

Vieillir n'est pas une maladie, et pratiquer la dermatologie « anti-âge » n'est plus un terme utilisé. Personne en effet ne peut remonter l'horloge du temps, ou vous faire « perdre 10 ans ». Ces concepts sont inexacts et obsolètes. Il est en revanche vrai que certains actes à visée esthétique permettent d'entretenir sa peau, de lui conserver un aspect de pleine santé et d'en ralentir le vieillissement. L'objectif réaliste n'est donc plus de ne pas vieillir mais de « bien vieillir ». À titre préventif, à partir de 30 ans pour les peaux fines, ou plus tard pour atténuer certains problèmes bien installés, les actes de dermatologie esthétiques n'ont pas vocation à transformer votre visage ou votre corps, mais à vous aider à conserver une enveloppe en harmonie avec votre état d'esprit. Parlez-en à votre dermatologue, car toute discussion se fait au cas par cas, en tenant compte de l'aspect de votre peau, de vos antécédents médicaux, de vos attentes, et de votre budget évidemment.

Respectez la chronobiologie de la peau !

Notre peau est un organe sous l'influence d'une horloge interne commandée par le cerveau. Son activité varie selon l'heure de la journée, une réalité qui a son importance pour optimiser les soins. Commencez par caler votre horloge interne sur la lumière naturelle, car une peau bien réglée ne peut l'être que si le chef d'orchestre donne le bon tempo. Pour cela, profitez au maximum de la lumière naturelle le matin, surtout en hiver : ouvrez les volets au réveil, promenez-vous dehors même sous la pluie, mettez le nez à l'extérieur dès que possible. En revanche, le soir, votre cerveau doit comprendre que la nuit approche. Aussi, évitez l'exposition aux lumières d'écrans après 22 heures car la lecture sur tablette ou la liseuse au lit peut perturber le cycle du sommeil, donc celui de la peau. Profitez également de ses extraordinaires capacités métaboliques la nuit. Lorsque vous dormez, la peau fonctionne au maximum, répare et synthétise. Il faut en profiter pour appliquer au coucher les soins dont vous souhaitez tirer un maximum de bénéfices. Qu'ils soient antirides ou anti-acné, le soir est le meilleur moment pour les laisser agir. Enfin, une nuit agitée est une source de stress qui perturbe le fonctionnement de la peau. Or, pour dormir paisiblement, il suffit parfois d'adopter un rituel d'endormissement bien codifié, à heure fixe, de favoriser une pénombre parfaite, d'aérer la chambre ou de déposer quelques gouttes d'huile essentielle sur votre oreiller…

Les erreurs à ne pas commettre

La peau est un organe fragile, que nous traitons souvent comme une enveloppe inerte : on frotte, on fait mousser, on crème pour faire briller ! Mais ce qui convient à votre parquet ne peut pas s'appliquer à un organe si sensible et si fragile.

Évitez l'excès de lavages

Notre société valorise l'excès d'hygiène mais c'est un bien mauvais tour à jouer à votre peau ! Tout nettoyage de la peau, même avec des produits doux, agresse l'épiderme, modifie le pH et déséquilibre le microbiote cutané. Sachez également que lorsque l'eau est calcaire, le savon forme avec le calcaire de petits cristaux qui se déposent à la surface de la peau, l'irritent et la fragilisent. Préférez donc des nettoyants très doux, adaptés aux peaux sèches ou sensibles, si vous habitez dans une région où l'eau est dure.

Pour le nettoyage du visage, rincez toujours le produit utilisé (lotion micellaire, lait démaquillant…) avec une brumisation d'eau thermale, ou à défaut, avec un coton imbibé d'eau minérale (type Évian). Cela évite de laisser sur la peau des ingrédients potentiellement irritants.

Une autre erreur fréquente est de se laver les mains trop souvent. Cet excès conduit nombre de femmes (les jeunes mamans en particulier) à développer des lésions irritatives et croûteuses du dos des mains : il s'agit d'une dermite tellement fréquente qu'elle est surnommée en dermatologie « dermite des ménagères » !

Évidemment, vous voulez éviter d'attraper ou transmettre des microbes, afin de vous protéger et de protéger votre entourage. Mais à moins d'exercer un métier de santé, de bouche, ou auprès de personnes fragiles (bébés ou personnes âgées), pas besoin d'en faire trop. Se savonner les mains quinze fois par jour revient, en moyenne, à irriter votre peau toutes les heures lorsque vous êtes éveillée ! Si vous souffrez régulièrement d'irritations ou d'eczéma du dos des mains, il va falloir commencer par moins vous laver les mains. N'utilisez pas non plus de gel hydroalcoolique, ce n'est de toute façon pas supportable lorsque la peau est fissurée. Tenez-vous-en à une routine simple : lavez-vous les mains après les toilettes, avant de manger et avant de préparer les repas.

Évitez l'excès de soins

L'industrie de la cosmétique, avec son marketing et ses promesses, nous pousse à en faire toujours plus. La tendance actuelle est de multiplier les couches de soins sur le visage : sérum, soin hydratant, base de maquillage, BB crème, maquillage… Parallèlement, la composition des produits est également de plus en plus fournie : filtre solaire, pigments correcteurs, actifs multiples… afin de proposer à la consommatrice toujours plus et toujours mieux. C'est certainement louable, mais notre peau ne peut pas supporter autant d'ingrédients à la fois.

À force de vouloir trop en faire, ou trop bien faire, vos habitudes peuvent devenir contre-productives. Un cas fréquent est l'aggravation de l'irritabilité de la peau. La peau, en particulier celle du visage, devient de plus en plus sensible, voire intolérante à tous les soins. Ce phénomène est particulièrement fréquent en Asie, où les femmes superposent fréquemment plusieurs couches de cosmétiques (c'est la technique du « layering », qui vient de l'anglais *layer* : couche).

Si votre peau est sensible, ne commettez pas l'erreur de changer souvent de soin, dans l'espoir de trouver enfin celui qui vous convient. Tenez-vous-en à une routine allégée : peu de soins, et peu de changements de marque. Chaque fabricant a ses « recettes ». Si vous avez trouvé une marque qui vous convient, ne changez pas. Et si vous souhaitez tester d'autres soins, faites-le avec prudence, une crème à la fois, plutôt que d'essayer plusieurs produits différents en même temps.

Si la cosmétique est un jeu (et un plaisir) pour vous, vous pouvez alléger votre routine pendant les vacances, ou y inclure des cosmétiques naturels ou bio. Une huile végétale, par exemple, peut remplacer un soin de nuit de temps en temps.

Évitez les antibiotiques locaux ou généraux

Comme tout organe en contact avec l'extérieur, la peau possède une flore naturelle foisonnante. Ce microbiote participe à la défense de notre organisme et au bon fonctionnement de la peau. Toute prise d'antibiotiques, locale ou orale, a un impact sur la diversité des germes bénéfiques qui peuplent la surface de l'épiderme. Ce déséquilibre peut conduire à l'apparition de maladies infectieuses cutanées (par sélection de certaines souches pathogènes), de mycoses, ou de dermatoses inflammatoires.

Pour cette raison, évitez les traitements trop fréquents ou trop longs par antibiotiques.

Évitez les agressions mécaniques

Les agressions mécaniques sont quotidiennes sur la peau, en particulier des mains et du visage : le frottement d'un vêtement, le grattage répété d'une zone… Il n'en faut parfois pas plus pour fragiliser ou irriter la peau. Certaines pathologies peuvent même être aggravées par des facteurs mécaniques. C'est le cas du psoriasis, aggravé (voire déclenché) par les frottements répétés, de l'acné, aggravée par la manipulation des boutons, et de la pigmentation post-inflammatoire (sous forme de taches brunes), qui peut compliquer toute irritation cutanée.

Sachez tout de même que la peau peut également s'adapter à des contraintes mécaniques répétées : elle s'épaissit et forme une callosité, tout simplement !

Évitez de manger trop sucré

L'excès de sucre peut avoir des conséquences fâcheuses sur la peau.

La plus immédiate est d'aggraver l'acné. Ce constat a fait l'objet de publications scientifiques récentes, mais le lien est en fait connu depuis les années 1930 ! À cette époque, l'acné était considérée comme une maladie liée au dysfonctionnement du métabolisme des sucres. Sur la base de tests scientifiques et d'observations cliniques, les patients étaient encouragés à éviter le sucre. Cette quasi-éviction donnait de bons résultats, mais cette pratique a progressivement été abandonnée dans les années 1960. Il a ainsi fallu attendre le début des années 2000 pour que le lien entre alimentation et acné soit à nouveau étudié de façon rigoureuse. Cependant, il était bien plus facile, il y a quatre-vingts ans, d'éviter le sucre raffiné ou une alimentation à index glycémique élevé : il suffisait de ne pas sucrer ses aliments. Aujourd'hui, le sucre est partout, sous différentes formes, et les aliments industriels (chargés en sucres et graisses) ont envahi notre quotidien. Difficile d'éviter les sucres dans ces conditions. On peut toutefois proposer aux acnéiques motivés de bannir les préparations industrielles type confiseries, desserts et biscuits dans le but de réduire l'intensité de leur acné. Les résultats sont souvent partiels, mais, dans mon expérience de dermatologue, ils sont très encourageants chez les patients qui arrivent à perdre leurs mauvaises habitudes alimentaires.

À plus long terme, le sucre a un autre effet néfaste sur la peau : il se fixe sur les protéines (le collagène, les fibres élastiques, les membranes des cellules...), et les abîme, progressivement et irréversiblement. Ce phénomène s'appelle la « glycation des protéines », terme dérivant du grec ancien : *glukus* (doux, sucré). En chimie, on parle également de « réaction de Maillard ».

La glycation est donc un phénomène chimique qui fixe les sucres en excès sur les fibres de collagène, entraînant leur rigidification. Ces fibres de collagène s'agglomèrent ensuite entre elles, se durcissent, perdent leur souplesse, et peuvent même se déchirer. Au niveau des cellules, la glycation affecte leurs membranes, ce qui altère leur fonctionnement. Physiquement, on note prématurément l'apparition de rides et un relâchement de la peau.

Se soigner en douceur

Prendre soin de sa peau avec des produits naturels

Les cosmétiques naturels peuvent être une alternative satisfaisante à la cosmétique industrielle… ou la compléter. Que vous souhaitiez des ingrédients plus sains, que vous soyez à la recherche d'une expérience sensorielle plus forte, que vous exploriez des options thérapeutiques plus traditionnelles, que vous soyez un consommateur engagé… ou simplement une personne curieuse de découvrir de nouveaux soins, les produits naturels méritent leur place dans les soins de la peau.

Les huiles végétales

Les huiles végétales proviennent de plantes oléagineuses, c'est-à-dire contenant de l'huile. On extrait donc ces huiles de façon mécanique, généralement par pressage des fruits, des noix ou des graines des plantes. Une extraction à froid garantit la bonne qualité de l'huile, c'est-à-dire de ses lipides et de ses vitamines.

Sur la peau, les cheveux ou les ongles, les huiles végétales sont des soins cosmétiques doux, très bien tolérés, et ayant des propriétés apaisantes, hydratantes et réparatrices. Certaines huiles ont en plus des propriétés anti-âge, anti-acné ou antitaches brunes. À vous de choisir votre soin en fonction des besoins de votre peau. L'autre avantage des huiles végétales est leur faible coût, permettant de traiter de grandes surfaces de peau, ou de s'offrir un soin de qualité, à petit prix.

Il est impossible d'énumérer toutes les huiles que vous pourriez offrir à votre peau. Mais voici celles que je conseille régulièrement à mes patientes.

- **En anti-âge :** l'huile d'argan, l'huile de pépins de figues de Barbarie, l'huile de rose, les huiles issues de baies (grenade, cassis, açaï…)…
- **Pour les peaux sèches :** huile de bourrache, d'onagre, d'amande douce…
- **Pour apaiser :** huile de germe de blé, huile d'avoine, de chanvre…
- **Contre l'acné :** l'huile de nigelle ou l'huile de jojoba, à condition de n'utiliser que quelques gouttes par application, de façon à éviter un effet occlusif qui pourrait aggraver les boutons.

Les hydrolats floraux

Les hydrolats sont des eaux chargées de composés aromatiques issus de la plante, obtenus en même temps que les huiles essentielles lors de la distillation à la vapeur d'eau des plantes. Il s'agit de la phase aqueuse récoltée à la fin de la distillation. On parle également d'eaux florales quand la partie de la plante distillée est une fleur. Les hydrolats sont donc des lotions à utiliser comme des soins complémentaires à inclure dans votre routine. Par exemple, vous pouvez utiliser un hydrolat, à passer au coton sur le visage, pour compléter votre démaquillage, ou faire une toilette rapide le matin avant d'appliquer vos soins.

Là encore, la liste est longue, et le plaisir d'utiliser des cosmétiques naturels réside aussi dans la découverte progressive que vous ferez des divers soins existants.

Pour ma part, j'affectionne particulièrement les hydrolats suivants, tant du fait de leur efficacité, que du plaisir sensoriel qu'ils procurent à chaque utilisation : l'eau florale de rose (pour donner de l'éclat aux peaux matures, stressées ou abîmées par la pollution urbaine), l'eau de bleuet (pour défatiguer et apaiser les paupières), l'eau florale de camomille (pour apaiser les peaux sensibles ou facilement irritables).

Les huiles essentielles

Une huile essentielle (HE) est un extrait de plante aromatique liquide obtenu par distillation (à la vapeur d'eau) de plantes aromatiques ou de diverses parties de plantes (fleur, feuille, bois, racine, écorce, fruit…). On utilise également le terme d'essence de plante pour désigner les HE.

Que vous soyez adepte des soins naturels ou pas, ces huiles essentielles ont leur place dans votre salle de bains : pour dépanner ponctuellement ou au contraire offrir une alternative aux soins conventionnels, ce sont des traitements bio, sains et peu coûteux pour toutes les peaux. À condition de les manipuler avec précautions et parcimonie.

En dermatologie, voici cinq huiles essentielles qui présentent un intérêt démontré.

L'HE de tea-tree

C'est l'alliée des peaux sujettes aux boutons ou aux poils incarnés. Une goutte deux fois par jour permet de sécher rapidement le bouton indésirable, ou de désenflammer un petit kyste. Éventuellement, vous pouvez utiliser l'huile essentielle d'arbre à thé pour traiter une zone plus vaste, comme une acné du dos, ou une folliculite des fesses. Attention toutefois à arrêter progressivement le traitement lorsque ça ira mieux, afin d'éviter tout effet rebond.

L'HE de citron

Cette huile essentielle a des vertus antiseptiques certes, mais c'est surtout pour son action contre les taches brunes qu'elle est appréciée. En massant une goutte sur les taches, ou en diluant quelques gouttes dans votre crème de nuit, le résultat est souvent probant. Et si vous ressentez quelques irritations, espacez les applications (un jour sur deux ou sur trois).

Attention, cette HE est photosensibilisante, ne l'appliquez pas avant de vous mettre au soleil.

Enfin, l'été, quelques gouttes d'HE de citron (idéalement de citronnelle) sur vos draps aideront à éloigner les moustiques.

L'HE de lavande fine

Parents d'enfants, cette HE est indispensable pour éloigner les poux ! Si vos loulous se font contaminer régulièrement, une utilisation préventive d'HE de lavande fine peut vous changer la vie. Quelques gouttes frictionnées sur les cheveux des plus grands (plus de 6 ans), ou mélangées au shampoing parfumeront les cheveux et repousseront les poux qui détestent cette odeur. Pour les plus petits, imprégnez simplement les bonnets, écharpes et cols de vêtements.

L'HE de cannelle

Cette HE est un anti-infectieux à large spectre : anti-champignon, anti-verrue... Vous devriez bien lui trouver une utilité. Une goutte frictionnée tous les jours sur une mycose d'ongle superficielle ou une petite verrue peut avoir une efficacité comparable à certaines prescriptions dermatologiques... à condition de faire votre traitement tous les jours pendant quelques semaines. Et pour les champignons des ongles des pieds, vous gagnerez en efficacité si vous mélangez l'HE de cannelle avec les HE précédentes : effet synergique garanti !

L'HE de camomille romaine

Cette dernière HE apaise les peaux irritées ou les rougeurs, à condition qu'il n'y ait pas de plaie ni croûtes. Elle peut soulager les peaux sensibles sujettes aux rougeurs ou à la rosacée, apaiser une irritation, une piqûre d'insecte, un coup de soleil ou une épilation.

Si vous souhaitez utiliser des huiles essentielles pour traiter votre peau, plusieurs précautions d'emploi sont à respecter scrupuleusement :

- Ne jamais utiliser d'HE chez la femme enceinte ni chez l'enfant de moins de 6 ans ;
- Ne jamais utiliser d'HE au soleil : vous risquez coups de soleil ou taches brunes ;

- Ne jamais associer les HE à une prescription dermatologique : vous risqueriez des irritations carabinées ;
- Testez toujours votre HE sur une petite zone de peau avant de l'utiliser sur une plus grande surface ;
- Limitez-vous à de petites quantités à chaque application. Ces produits sont très concentrés, quelques gouttes suffisent ;
- Enfin, n'achetez que des HE de bonne qualité, bio, traçables, et élaborées dans des conditions rigoureuses.

Les argiles

L'argile est une poudre minérale naturelle très utilisée en cosmétique sous forme de masque. Prendre le temps de poser une fois par semaine un masque à l'argile sur le visage est bénéfique pour la peau et relaxant pour l'organisme, puisque ce rituel ancestral nous oblige à nous octroyer dix minutes juste pour nous. Encore faut-il choisir la bonne argile en fonction de son type de peau et de ses besoins.

L'argile est riche en sels minéraux, mais sa composition varie et le choix doit être conditionné par le type de peau.

- **Argile verte :** elle élimine les impuretés, désincruste et absorbe l'excès de sébum. C'est le soin purifiant des peaux mixtes, grasses ou acnéiques.

- **Argile rouge :** elle est anti-inflammatoire, détoxifiante, réparatrice et apaisante. C'est le soin des peaux fatiguées, ou ternes, normales à sèches.

- **Argile blanche :** elle est la plus douce et la plus décongestionnante. C'est le soin des peaux réactives, sensibles ou irritées.

- **Argile rose :** c'est un mélange d'argile rouge + blanche. Elle associe les propriétés des deux argiles. C'est donc le soin des peaux sensibles qui cherchent un coup d'éclat sans risquer de s'irriter.

- **Argile jaune :** elle est exfoliante, purifiante, et apaisante. C'est le soin des peaux mixtes ou grasses qui sont sensibles, réactives, ou irritées par des soins décapants.

- **Argile violette :** détoxifiante et purifiante, tout en étant très douce. C'est le soin des peaux matures fatiguées ou sans éclat.

S'il est classique d'hydrater l'argile avec l'eau du robinet, ce geste peut ne pas convenir aux peaux sensibles ou lorsque l'eau est calcaire. Dans ce cas, utilisez une eau minérale alimentaire, ou un brumisateur d'eau thermale, à la fois pour composer votre masque à l'argile, et pour le rincer. Ce sera nettement plus doux pour le visage !

L'aloe vera

L'aloès, ou lis du désert, est une plante grasse qui pousse dans les régions chaudes et sèches. Il existe de nombreuses espèces d'aloès, mais la plus connue et la plus employée est *Aloe vera*, encore appelée *Aloe bardanensis*. Le gel qui s'écoule d'une feuille d'aloe coupée est riche en nutriments. De ce fait, l'aloe vera est utilisé comme plante médicinale par différentes cultures depuis des millénaires : en Grèce, Égypte, Inde, au Mexique, au Japon ou en Chine.

L'aloe vera contient 75 nutriments, son suc est un concentré d'actifs ! On y trouve la plupart des vitamines, en particulier les vitamines A, E et B, bonnes pour la peau et les cheveux. On y trouve des enzymes, des sels minéraux, des antioxydants, des sucres, des saponines, des acides aminés, de l'acide salicylique, des AHA…

L'utilisation large de l'aloe vera en dermatologie date de la Seconde Guerre mondiale. En effet, les survivants des attaques nucléaires de Nagasaki et Hiroshima ont eu recours aux applications d'aloe vera pour soigner leurs blessures. Ceci a permis à la communauté scientifique occidentale de redécouvrir cette plante. L'intérêt de l'aloe vera en application locale sur la peau dans diverses indications a ensuite fait l'objet de nombreuses et sérieuses études scientifiques.

L'aloe vera est bien connu pour ses effets bénéfiques sur les problèmes de peau : il est à la fois anti-inflammatoire, anti-œdème, cicatrisant, hydratant, antimicrobien, antidouleur, antidémangeaison. Il stimule également la croissance cellulaire et les défenses immunitaires. C'est donc un cicatrisant et un antirides naturels, il favorise la synthèse de collagène et d'élastine, et est très hydratant.

Son pH de 4,5 est proche de celui de la peau (pH = 5), ce qui le rend très intéressant sur les peaux sensibles ou abîmées. Il adoucit, protège, reminéralise et affermit l'épiderme.

Avec autant d'atouts, le gel d'aloe vera convient particulièrement dans les cas suivants : irritations, rougeurs après rasage ou après épilation, peaux sèches ou sensibles, coups de soleil, piqûres d'insectes, démangeaisons, boutons de fièvre, petites plaies superficielles : écorchures, égratignures, petites coupures, brûlures superficielles…

On peut également utiliser l'aloe vera sur les cheveux, quel que soit leur type. C'est par ailleurs une excellente base pour diluer les huiles essentielles. Il est enfin un bon vecteur pour les huiles fines car il augmente la pénétration des acides gras dans la peau.

Que ce soit tout seul, ou dilué avec d'autres produits, le gel d'aloe vera est particulièrement intéressant pour traiter les démangeaisons du cuir chevelu, les irritations et rougeurs, les pellicules sèches.

Soigner l'acné sans médicament

Vous trouverez dans cet ouvrage quelques redondances sur les multiples façons d'améliorer son acné par des moyens naturels. Si j'insiste autant, c'est que pour la plupart des patients, femmes, hommes, adultes ou adolescents, j'ai constaté depuis des années une amélioration spectaculaire des lésions avec la mise en place d'une hygiène de vie et d'une hygiène alimentaire strictes. Ces efforts ne sont pas à la portée de tout le monde, ils ne sont pas toujours réalisables au quotidien, et il faut reconnaître que parfois, ils ne fonctionnent pas à 100 %. Mais soigner l'acné sans médicament est possible, et mon travail de dermatologue est d'aider les patients qui le souhaitent à atteindre ce but.

Accordez à l'alimentation la place qu'elle mérite !

L'état de votre peau reflète votre alimentation. Il est bien connu aujourd'hui que certains aliments aggravent l'acné. Les laitages, les aliments sucrés, les aliments gras, et plus globalement les aliments ayant subi de multiples processus industriels.

Privilégiez au contraire les produits frais et non transformés, vous noterez rapidement la différence sur la peau.

Relisez attentivement le chapitre sur l'acné pour plus de détails, ou allez piocher des conseils pratiques sur mon site Internet : www.monsitebeaute.com, dans la rubrique Dossiers/acné.

Vous ne savez pas par où commencer ? Voici déjà dix aliments à bannir de votre quotidien :

1. Le lait de vache (même écrémé, même bio)
2. Les viennoiseries
3. Le saucisson
4. Les chips
5. Les pâtes à tartiner sucrées

6. Les frites
7. Les barres chocolatées
8. Les sodas
9. Le pain de mie
10. Le chocolat au lait

Traquez les autres facteurs aggravants !

De multiples facteurs peuvent aggraver vos boutons au quotidien. Il faut tenter de les maîtriser afin d'assainir votre peau… et votre organisme en général. Parmi les facteurs aggravants connus de l'acné, il faut citer :

- Le tabac ;
- Certaines pilules ou certains traitements progestatifs (stérilets hormonaux, pilules de 2e génération ou contenant du lévonorgestrel) ;
- Le stress, la fatigue ou le surmenage ;
- La pollution urbaine ;
- Les cosmétiques épais, gras, appliqués en trop nombreuses couches, ou mal nettoyés en fin de journée ;
- Des rythmes de vie anarchiques.

Des soins naturels et bio qui marchent vraiment

Vous ne croyez plus aux soins de parapharmacie, ou vous en avez marre des produits chimiques ? Voici des alternatives naturelles et bio pour traiter localement l'acné.

Les huiles essentielles

Antibactériennes, anti-inflammatoires, sébo-régulatrices… Bref, les huiles essentielles sont des alliées de choix pour assainir les peaux acnéiques.

Les HE à privilégier sont : l'HE de tea-tree (arbre à thé), de lavande, de citron, de petit grain bigarade ou des mélanges d'HE déjà équilibrés, disponibles en parapharmacie bio.

Il existe plusieurs façons de les utiliser :
· Soit pour sécher un gros bouton : déposez une goutte d'HE le soir au coucher sur la lésion ;
· Soit en soin sur l'ensemble du visage : ajoutez une dizaine de gouttes d'HE dans votre lotion nettoyante, pour un usage régulier et diffus.

Les huiles végétales

Pour un soin plus enveloppant, certaines huiles végétales ont une action régulatrice et antimicrobienne intéressante : il s'agit de l'huile de nigelle et l'huile de jojoba.

Quelques gouttes suffisent à chaque utilisation pour traiter le visage ou le haut du dos.

L'argile verte

Cette argile sébo-régulatrice est la plus apte à purifier votre peau en profondeur et à la désincruster. À utiliser une à deux fois par semaine.

Les hydrolats floraux

Pour compléter la toilette, les hydrolats apportent une sensation de fraîcheur, de pureté, tout en continuant à soigner la peau acnéique. Mais tous ne sont pas équivalents. Pour lutter contre l'acné, préférez les hydrolats d'agrumes (hydrolat de citron, yuzu, pamplemousse…), de litsée citronnée, d'achillée millefeuille, de lavande ou de rose.

L'aloe vera

L'aloe vera en gel apaise et cicatrise la peau. Deux propriétés qui vous aideront à supporter les autres soins parfois irritants et à éviter les marques résiduelles de boutons d'acné.

Le charbon de bambou

On n'y pense pas souvent, mais le charbon de bambou aide à retirer excès de sébum, bactéries et impuretés. C'est également un antioxydant naturel aux propriétés antibactériennes. En pratique, il faudra vous procurer une éponge konjac au charbon de bambou (produit coréen ou japonais), à utiliser pour faire votre toilette, ou un masque au charbon végétal activé (à utiliser deux à trois fois par semaine).

Limiter la sécheresse cutanée et l'eczéma

Lavez la peau en douceur

La sécheresse cutanée fait le lit des poussées d'eczéma. Pour limiter les phénomènes de peau sèche, démangeaisons, et pour permettre à l'épiderme d'assurer toutes ses fonctions protectrices, il faut éviter d'agresser la peau lors de la toilette. Les conseils qui suivent sont valables aussi bien pour le visage que pour les mains et le corps. Ils concernent les enfants comme les adultes.

Quelques règles simples permettent de laver la peau en douceur ; suivez-les au quotidien autant que possible :

- Évitez de vous laver à l'eau calcaire. Si besoin, posez un dispositif adoucisseur d'eau dans la salle de bains.

- Utilisez des savons surgras, des pains dermatologiques ou des nettoyants liquides pour peaux sèches (huiles ou crèmes lavantes). Les savons artisanaux confectionnés à froid conviennent également, car ils sont naturellement surgras. Gardez en tête que plus un nettoyant mousse, plus il agresse la peau (c'est ce que j'appelle « l'effet liquide vaisselle », lorsque le savon dissout les acides gras de l'épiderme).

- Ne vous lavez pas tous les jours, ou évitez de vous savonner partout tous les jours. La peau des enfants en particulier est trop fragile pour être décapée ainsi quotidiennement. Chez l'adulte, les bras, les jambes et la moitié inférieure du tronc sont des zones naturellement plus sèches, il ne faut donc pas y faire mousser votre nettoyant trop souvent ou trop longtemps.

- Rincez toujours soigneusement les produits nettoyants, en particulier après le bain. Il faut donc terminer le bain par un rinçage au pommeau de douche.

Hydratez et apaisez votre peau avec des huiles végétales

Certaines huiles végétales sont très bénéfiques aux peaux sèches. Elles ont l'avantage d'être des cosmétiques naturels et purs, sans aucun additif (à vérifier soigneusement sur l'emballage lors de l'achat). Il est donc très rare de ne pas supporter une huile végétale bio sur la peau. Prenez tout de même la précaution de faire un test d'application sur une petite partie de peau avant de vous enduire de la tête aux pieds avec un nouveau produit.

Parmi les huiles particulièrement adaptées aux peaux sèches ou irritées, vous pouvez vous offrir de l'huile de bourrache, d'onagre, d'amande douce (hors allergie, et pas chez l'enfant de moins de 2 ans), d'avoine, ou de germe de blé.

Ces huiles sont à appliquer tous les jours sur la peau, vous pouvez également en choisir deux différentes et alterner d'un jour à l'autre.

La santé des peaux sèches passe aussi par l'assiette !

L'alimentation est la clé de la santé, et ceci est valable pour les peaux sèches également !

Votre objectif est d'apporter à votre peau les acides gras dont elle manque pour former un ciment intercellulaire de bonne qualité au niveau de l'épiderme. Il convient aussi de boire suffisamment (1,5 litre en plus des repas pour un adulte sédentaire) dans la journée pour optimiser les fonctions de la peau. Au menu des peaux sèches, et en dehors de toute allergie, il faut alterner régulièrement les aliments suivants : huile de colza/de lin/de noix, oléagineux (noix, amandes, noisettes…), poissons gras, et avocats.

Traiter la dermite séborrhéique par des soins naturels

Des facteurs aggravants classiques : le stress ou la fatigue

Tous les gens atteints de dermite séborrhéique le savent : les symptômes s'exacerbent lors des périodes de surmenage, de stress ou de grande fatigue. Les rougeurs, démangeaisons ou squames se multiplient donc sur le visage et/ou le cuir chevelu. Il est bien évident que vous ne pouvez pas forcément maîtriser ce qui vous tombe sur les épaules, mais il existe des façons de se rendre moins vulnérable au stress, ou d'en limiter les effets néfastes.

Il est ainsi prouvé que l'on est moins sensible au stress lorsqu'on dort correctement et suffisamment (7-8 heures par nuit), pratique un sport régulièrement, se promène plus de dix minutes par jour dans un espace vert, se protège de la pollution sonore.

Pensez-y et ménagez-vous des plages de récupération rien qu'à vous, même dans les périodes de surmenage. Le monde ne va pas s'arrêter de tourner parce que vous prenez un long bain ou parce que vous mettez votre téléphone en mode avion pour aller courir ! Il est par ailleurs démontré que l'on travaille plus efficacement après une séance de sport : concentration boostée et neurones oxygénés vous permettront finalement de gagner en efficacité !

Des antifongiques naturels : les huiles essentielles

La dermite séborrhéique étant une pathologie récidivante, il peut être intéressant de tester des soins naturels pour juguler les symptômes et limiter les poussées. Certaines huiles essentielles (HE) ont un effet assainissant connu sur les germes impliqués dans ces dermites. Il s'agit des HE de tea-tree (arbre à thé), bois de cadier, de géranium rosat, de palmarosa, ou de lavande aspic.

L'idéal est de diluer quelques gouttes de ces HE dans un produit que vous utiliserez sur la zone à traiter : shampooing, base lavante, huile végétale… Un test de tolérance est à réaliser au préalable sur une petite zone afin de vérifier que le produit vous convient. Puis ceci est à utiliser une fois par jour sur la zone concernée, pendant quatre à six semaines, puis deux à trois fois par semaine pour éviter les récidives.

Les huiles végétales apaisantes

Certaines huiles végétales ont également un intérêt pour traiter la dermite séborrhéique. Elles sont à utiliser en guise de soin hydratant, ou comme base pour diluer une huile essentielle. Ce sont les huiles de germe de blé, jojoba ou avoine.

Les maladies de peau les plus fréquentes

D'après une étude récente de la Société française de dermatologie, un Français sur trois souffre d'une maladie de la peau, des cheveux ou des ongles. Chez les femmes urbaines de 25 à 40 ans, les sondages recensent 40 à 50 % d'individus touchés par l'acné, soit quasiment une femme sur deux !

Selon cette enquête, les maladies les plus fréquentes sont :
· L'acné ;
· L'eczéma ;
· Le psoriasis ;
· Les maladies du cuir chevelu ou des cheveux ;
· Les mycoses ;
· Les maladies des ongles ;
· Les taches brunes ;
· Les verrues ;
· L'herpès.

Et c'est sans compter les préoccupations liées à l'apparence de la peau (texture, éclat, pores dilatés, pilosité…) ou à son vieillissement.

Au vu de cette liste, il paraît difficile de croire que ces problèmes épargnent 2/3 des Français ! En réalité, nous avons tous, à un moment ou un autre de notre vie, un problème de peau qui nous dérange ou nous

angoisse, et a une fâcheuse tendance à perdu
maladies de peau nous concernent tous.

Or ces pathologies, considérées comme peu gr
le corps médical, ont un impact énorme sur la qualité de vie des patients. Inconfort, douleurs, honte ou angoisse provoqués par les lésions… Il est temps de prendre enfin correctement en charge les maladies de peau afin d'aider les patients à retrouver leur sérénité et à être littéralement bien dans leur peau. Cela commence par une meilleure diffusion des connaissances actuelles sur ces pathologies.

L'acné

Selon les études, 80 à 90 % des adolescents et 40 à 50 % des femmes sont touchés par l'acné. Un véritable fléau, qui occasionne souffrance morale, honte, déprime et peut laisser des marques durables voire définitives sur la peau.

Comprendre l'acné

La peau contient des glandes sébacées qui produisent le sébum, un liquide gras qui protège la surface de la peau. L'hypersécrétion hormonale de la puberté active ces glandes. Il en résulte une abondante production de sébum, une inflammation des glandes sébacées, et une obstruction mécanique de leur canal excréteur. Résultat : la peau devient grasse, le visage, le dos et la poitrine présentent de gros boutons rouges, des boutons blancs, des points noirs et des kystes de taille variable. Le cuir chevelu peut également être touché par l'acné.

Différentes formes d'acné

Selon l'aspect des boutons, on distingue différentes formes d'acné. Comprendre cela a un double intérêt : faire les bons choix en parapharmacie (car les soins ne ciblent pas tous les mêmes boutons) et comprendre les traitements médicamenteux possibles si l'on consulte en dermatologie. On distingue ainsi :

· **L'acné rétentionnelle,** dans laquelle les boutons sont surtout des points noirs, des pores dilatés, des points blancs et des microkystes. Ces lésions sont dues à une accumulation de déchets dans le canal excréteur des glandes sébacées. Pour traiter cette « tuyauterie » bouchée, des soins exfoliants et gommants sont nécessaires. Tout ce qui va absorber le sébum et désincruster les pores est le bienvenu.

· **L'acné inflammatoire,** faite de gros boutons rouges, douloureux et longs à disparaître, voire de kystes.

Cette acné risque de laisser des cicatrices, et il faut donc la traiter avec plus d'agressivité. On a recours aux antibiotiques, à des soins anti-inflammatoires locaux, voire à de l'isotrétinoïne pour traiter ces lésions.

- **L'acné mixte,** faite à la fois de lésions rétentionnelles et de lésions inflammatoires. Elle se traite en combinant deux types de traitements (exfoliants et anti-inflammatoires).

Les différents traitements

On dispose de plusieurs médicaments :

- Des antibiotiques locaux en gels (érythromycine, clindamycine) ;
- Des dérivés de vitamine A acide en crèmes (trétinoïne, adapalène) ;
- Des antimicrobiens en gels (peroxyde de benzoyle) ;
- Des antibitiotiques en comprimés (cyclines, érythromycine) ;
- De l'isotrétinoïne pour les formes les plus graves d'acné ;
- Éventuellement des traitements hormonaux ou une contraception orale chez certaines femmes, mais cette option ne doit pas être discutée d'emblée.

L'acné et le regard des autres

Dans le cas de l'acné, les patients ont souvent du mal à soutenir le regard des autres, et ont même honte de leurs lésions, tout en sachant qu'ils n'en sont pas responsables. Une étude publiée en 2011 confirme ce dont les patients se doutent, intuitivement. Cette enquête analyse le ressenti des personnes sans acné vis-à-vis d'adolescents acnéiques. Dans cette enquête, 1 002 adolescents et 1 006 adultes ont donné leur impression face à des photos d'adolescents avec une peau nette ou avec des lésions d'acné (ajoutées numériquement). À aucun moment de cette étude, l'acné n'a été mentionnée auprès des sondés, afin que cela n'altère pas leur jugement.

Les résultats se passent de commentaires :

- Lorsque l'acné est présente, l'état de la peau est la première chose que les participants remarquent face aux photos.
- 55 % des adolescents pensent que l'acné est l'aspect le plus difficile de l'adolescence.
- 64 % des adolescents acnéiques sont embarrassés par cette pathologie.
- Les jeunes acnéiques sont jugés (sur photos) comme plus timides, moins populaires, et plus isolés.

- Pour les adultes, comme pour les adolescents participant, un jeune sans acné est préférentiellement perçu comme :
  - heureux ;
  - en bonne santé ;
  - intelligent ;
  - drôle ;
  - populaire ;
  - digne de confiance.

Il faut préciser que le jugement des adultes est plus tranché que celui des adolescents, ces derniers établissant un lien moins fort entre qualités supposées et présence d'acné.

- La présence d'acné fait penser que l'ado ne peut pas être un leader, ni quelqu'un d'heureux ou de confiant en lui.
- Les adolescents estiment qu'une peau acnéique réduit les probabilités de se faire embaucher pour un job d'été.
- Enfin, les adultes embauchent plus facilement comme baby-sitter un adolescent sans acné.

Ceci confirme donc que l'acné a un grand retentissement sur la qualité de vie (le mal-être étant indépendant du nombre de lésions) et que la consultation de dermatologie doit aussi prendre en compte la souffrance psychologique dans ces pathologies affichantes et chroniques.

Les séquelles psychologiques de l'acné

Peu de médecins s'intéressent aux séquelles psychologiques de l'acné. Et pourtant, elles sont bien réelles.

Durant la période acnéique, les individus ont des manifestations psychologiques voire psychiatriques aujourd'hui bien connues et liées à la présence des boutons, même si les lésions sont peu nombreuses :
- Dépression ;
- Anxiété ;
- Honte ;
- Embarras, timidité, frustration, colère ;
- Moindre confiance en soi, autodévalorisation ;
- Somatisation ;
- Sensation de stigmatisation ;
- Anxiété sociale ;
- Voire phobies sociales.

Sachant que l'acné peut toucher sévèrement les adolescents à la période même où ils se forgent une image et acquièrent leur confiance en eux, le risque est de voir perdurer une partie de ces symptômes à l'âge adulte, malgré la disparition de l'acné.

Moins sûrs d'eux, ces jeunes gens risquent de développer des conduites d'évitement les soustrayant au regard des autres, ainsi qu'une anxiété latente. Ils risquent également d'être moins « armés » psychologiquement pour faire face à la pression d'une société de l'image et de la performance.

La prise en charge de l'acné telle qu'elle me l'a été enseignée au début des années 2000 ne portait aucune attention aux facteurs environnementaux. Et pourtant, dans les années 1950, il était fréquent d'interdire aux acnéiques les aliments gras, comme la charcuterie, le chocolat et d'interdire le sucre. Puis l'ère du tout médicament a remplacé celle des efforts de nos grands-parents. Et il a fallu attendre ces dernières années pour que l'on concentre à nouveau les efforts de recherche sur l'alimentation occidentale.

Notre assiette semble remplie des ingrédients promoteurs de l'acné ! Index glycémique élevé, facteurs de croissance présents dans les laitages, déséquilibre au profit des acides gras oméga-6 pro-inflammatoires, gluten à tous les repas…

Mais avant de paniquer, faisons le tour des études sur le sujet.

Un lien entre acné et alimentation ?

De nombreuses études récentes établissent un lien fort entre acné et alimentation. Il a été observé que l'acné est absente des populations non occidentalisées, comme en Papouasie Nouvelle-Guinée ou au Paraguay.

Le régime alimentaire occidental favorise le développement de l'acné du fait de son contenu en :
- Produits laitiers ;
- Aliments sucrés ou à index glycémique élevé ;
- Graisses saturées.

Les laitages et l'acné

Les produits laitiers semblent néfastes à l'acné, en particulier le lait à boire.

De nombreuses études portant sur un grand nombre d'adolescents ont démontré que la prévalence et la sévérité de l'acné étaient liées à un régime riche en produits laitiers.

Le lait contient plusieurs substances qui posent problème dans l'acné :

- **De nombreuses hormones :** hormones de croissance, précurseurs d'androgènes et stéroïdes anabolisants. Le lait contient également de l'IGF-1 (Insulin

Growth factor-1), une hormone qui stimule la production d'insuline, ce qui favorise l'acné. Cette dernière est aggravée par la consommation de deux verres de lait (ou plus) par jour. Chez les adolescentes et les femmes, le lait entraîne des acnés plus volontiers kystiques ou nodulaires.

En revanche, selon la plupart des études à l'heure actuelle, le yaourt nature ne semble pas aggraver l'acné. L'ajout de probiotiques durant le processus de fermentation du lait (en particulier le *Lactobacillus*) diminue le taux d'IGF-1, ce qui pourrait être une explication.

- **Les graisses saturées,** elles, se trouvent dans les laits non ou demi-écrémés. Elles influencent la qualité du sébum d'une façon défavorable. L'excès d'acides gras oméga-6, pro-inflammatoires, dans l'alimentation du bétail est également un facteur aggravant de l'acné.[1]

ZOOM

L'IGF-1 en particulier semble stimuler la formation de lésions d'acné. Or cette substance se retrouve dans tous les laits, même bio, même écrémés.

1. Réf. Ferdowsian H.R., "Does diet really affect acne?", *Skin Therapy Lett*, vol 15, 2010;1

Le sucre et l'acné

Historiquement, le débat sur l'acné et l'alimentation a démarré dans les années 1930. À cette époque, l'acné était considérée comme une maladie liée au dysfonctionnement du métabolisme des sucres. Sur la base de publications scientifiques, et suite aux impressions subjectives des médecins dans leur pratique, les patients étaient encouragés à éviter le sucre pour traiter leur acné. Et cela fonctionnait. Mais ces recommandations ont été abandonnées petit à petit dans les années 1960. Il a fallu attendre le début des années 2000 pour que le lien entre alimentation et acné soit à nouveau étudié de manière rigoureuse. Depuis une quinzaine d'années en effet, nous comprenons mieux l'impact de l'alimentation sur les fonctions hormonales. Il était logique de s'intéresser à l'acné, pathologie sous-tendue par des mécanismes hormonaux.

Le régime alimentaire occidental, à index glycémique élevé, induit une réponse hormonale avec sécrétion d'insuline. Quand le sang se charge de sucre, le corps produit de l'insuline pour faire rentrer ce sucre dans les cellules et abaisser la glycémie. Or cette hyperinsulinémie accroît la biodisponibilité des androgènes, les hormones « masculines », et d'IGF-1 (Insulin-Like Growth Factor-1), tous deux impliqués dans la genèse de l'acné.

Manger du sucre induit donc une plus grande action des androgènes et des facteurs de croissance de l'insuline dans le corps. Ceci impacte l'acné, et bien d'autres pathologies encore.

En pratique, les études menées sur les sujets acnéiques montrent une amélioration de l'acné et des anomalies hormonales après dix à douze semaines d'un régime à index glycémique bas.

Les aliments à index glycémique élevé sont à éviter en cas d'acné :

- les sucres raffinés : sucre blanc, desserts sucrés, chocolat, confiseries ;
- le pain blanc, le pain de mie, le pain industriel ;
- les pâtes, le riz blanc, les pommes de terre...

Les graisses et l'acné

La sécrétion de sébum et l'inflammation des glandes sébacées dépendent de la nature des graisses que vous ingérez. Il ne s'agit pas de bannir les aliments gras, mais d'éviter les « mauvaises graisses », qui donnent une peau grasse et des lésions d'acné. Retenez que les graisses saturées, hydrogénées, ou ayant subi un quelconque processus industriel, risquent d'avoir un effet néfaste sur la peau des acnéiques. La plupart du temps, éviter les aliments industriels suffit à échapper à ces graisses. Sinon, traquez les mentions suivantes sur les emballages et n'achetez pas de produits contenant de l'huile de palme, de l'huile de coprah, des « matières grasses végétales » ou MGV, lécithine… La liste n'est pas exhaustive, soyez vigilant !

Le chocolat et l'acné : mythe ou réalité

Même si les études menées sur le chocolat sont controversées, les résultats récents suggèrent que le chocolat, même à 100 % de cacao, aggrave l'acné.

En effet, et malheureusement, le chocolat a une composition qui risque d'aggraver les problèmes de peaux mixtes, grasses ou à tendance acnéique. Riche en sucre et en matières grasses végétales, il concentre tout ce qu'il faut pour faire éclore les lésions d'acné, en particulier les boutons rouges et inflammatoires. Cet effet est également observé pour les chocolats bio, dont la composition est riche en sucre et beurre de cacao.

Mais le chocolat noir est aussi riche en polyphénols antioxydants, ingrédients « détox » par excellence. Il contient également du magnésium, dont notre système nerveux a besoin. Finalement, le chocolat noir est bon pour la santé… mais pas forcément pour la peau ! Il va donc falloir mettre en balance, dans votre cas, les bénéfices généraux *versus* les dégâts cutanés.

Si vous n'êtes pas sûr, faites un essai. Arrêtez le chocolat pendant un mois et voyez quels sont les effets sur votre peau, votre moral et votre forme. Vous pouvez certainement remplacer les antioxydants du chocolat par une autre source d'apports : baies, thé vert...

Vous êtes déprimé par ce que vous venez de lire ? Alors, comme bon nombre de mes patients, la question qui se pose pour vous est la suivante : comment faire pour consommer du chocolat si on a de l'acné ? Si réellement, vous ne pouvez pas vous passer de ce petit plaisir sucré, voici quelques conseils afin de limiter les dégâts sur la peau :

- Préférez le chocolat noir au chocolat au lait ;
- Privilégiez le chocolat riche en cacao (plus de 70 %) ;
- Privilégiez le chocolat cru ;
- Privilégiez les labels bio ;
- Si vous cuisinez avec du chocolat, remplacez le sucre blanc de votre recette par un ingrédient plus sain (sucre non raffiné, sirop d'agave, stévia...) ;
- Ne consommez pas au cours du même repas du chocolat et un autre aliment néfaste pour vos boutons.

L'eczéma

Qu'appelle-t-on eczéma ?

Aujourd'hui, l'eczéma est considéré comme un syndrome, c'est-à-dire un groupe de symptômes qui se reproduisent en même temps dans un certain nombre de maladies.

On distingue :

- **Les eczémas d'origine exogène :** eczémas de contact, et dermatites de contact aux protéines animales ou végétales.
- **Les eczémas d'origine endogène** (mais également influençables par des facteurs environnementaux) : dermatite atopique, dyshidrose, eczéma nutritionnel…

Les formes les plus fréquentes dans la population française sont :

- **L'eczéma de contact :** c'est une allergie liée au contact de la peau avec un allergène (nickel, cosmétiques…). La prévalence de l'eczéma des mains, par exemple, se situerait autour de 2 % de la population française. L'allergie de contact au nickel, elle, touche environ 10 % de la population du Danemark ou de la Finlande. Il s'agit donc de désagréments répandus, vraisemblablement liés à un terrain génétique particulier et à des facteurs environnementaux.

- **L'eczéma de la dermatite atopique :** c'est une forme qui démarre dans l'enfance et peut s'accompagner d'autres manifestations atopiques comme l'asthme, les rhinites polliniques, les conjonctivites… Les manifestations cliniques de l'atopie sont en constante augmentation dans les pays industrialisés, et on estime à l'heure actuelle que 30 % de la population française est concernée. L'atopie est définie comme : « une prédisposition héréditaire du système immunitaire à privilégier des réactions d'hypersensibilité médiées par les immunoglobulines E (IgE) vis-à-vis d'antigènes communs dans l'alimentation, l'environnement extérieur ou domestique ».

La dermatite atopique (DA) est caractérisée par une évolution chronique alternant périodes de rémission et d'aggravation. Ses éléments caractéristiques associent peau sèche, démangeaisons, et poussées d'eczéma. Elle associe des anomalies des molécules de la barrière cutanée et des cellules de la réponse immunitaire inflammatoire. La cause précise de la DA n'est pas connue. Cependant, elle est considérée comme résultant de l'interaction complexe entre facteurs génétiques et environnementaux.

Des maladies de pays développés

Comme on l'observe pour d'autres maladies allergiques, l'incidence de la DA a été multipliée par deux à trois ces dernières décennies. On estime actuellement qu'elle touche 20 à 30 % des habitants des pays industrialisés, alors que ce chiffre était de 5 % dans les années 1960. En fait, la fréquence des maladies allergiques est statistiquement corrélée au haut niveau d'hygiène et de conditions sanitaires.

Plusieurs hypothèses ont été avancées pour expliquer la forte progression de l'atopie au fur et à mesure du développement économique des pays. Nous retiendrons que dans notre environnement moderne:

- Les allergènes sont modifiés qualitativement (nouveaux aliments exotiques, alimentation industrielle avec des additifs chimiques et protéiques), et quantitativement (habitats confinés, riches en revêtements synthétiques, permettant l'augmentation des charges en acariens).
- La barrière cutanée est fragilisée par les nouvelles habitudes de lavage: augmentation de la fréquence des lavages, utilisation de détergents et décapants.
- La barrière respiratoire est fragilisée par la pollution tabagique, industrielle et automobile.
- La barrière digestive est fragilisée par l'alimentation stérile que nous consommons, les antibiotiques

qui détruisent la flore normale de nos intestins, et l'absorption d'aliments irritants pour la muqueuse digestive.

- Le système immunitaire n'est que peu sollicité pour lutter contre les infections, du fait de la couverture vaccinale étendue, de l'excès d'hygiène, de l'amélioration des conditions de préparation des repas, de la généralisation de l'accès aux sanitaires à tous les foyers et de la taille réduite des familles. En l'absence d'infections, le système immunitaire serait alors capable de réagir contre les antigènes de son environnement naturel (les allergènes), et de développer une réponse immune effectrice allergique. On appelle cela « la théorie hygiéniste de la dermatite atopique ». Elle est étayée par plusieurs études épidémiologiques qui mettent en évidence une corrélation inverse entre la fréquence d'infections chroniques (comme la tuberculose), et celle des maladies atopiques.

Concernant le risque de développer une dermatite atopique (DA) pour un enfant, il a été souligné que :

- Le fait de posséder deux animaux de compagnie diminuait le risque d'atopie ;
- Le fait de posséder un chien protégeait plus que celui de posséder un chat ;
- Les enfants vivant à la ferme avaient moins de DA que les petits citadins.

Rôle des allergènes de l'environnement

La pénétration des allergènes de l'environnement se fait par :

- La peau : la peau atopique est sèche et dépourvue du film hydrolipidique protecteur (qui limite le contact des molécules de l'environnement avec la couche cornée). De plus, il existe des anomalies de cohésion des cellules de la couche cornée, qui la rendent perméable à ces grosses molécules. L'excès d'hygiène et le grattage aggravent cette porosité de la peau.
- Les muqueuses respiratoires.
- Les muqueuses digestives.

Les traitements classiques de l'eczéma

1. Les cosmétiques

Les cosmétiques ont un rôle essentiel dans la stabilisation et la rémission de l'eczéma car hydrater sa peau est la seule façon de suppléer à sa sécheresse constitutionnelle. Les soins hydratants, émollients, ou réparateurs, doivent être appliqués tous les jours sur l'ensemble du corps.

Les cosmétiques destinés à la toilette sont aussi primordiaux : ils doivent respecter les peaux sèches, et ne pas contenir de détergents agressifs (comme le savon).

2. Les dermocorticoïdes

C'est le traitement de choix des poussées d'eczéma, que ce soit sur le corps ou le visage. Les corticoïdes en crèmes apaisent les phénomènes immunitaires locaux et réduisent l'inflammation cutanée.

3. Les autres immunosuppresseurs

Dans des cas sévères, on peut utiliser des immunosuppresseurs locaux en pommades (tacrolimus, pimécrolimus) ou plus rarement d'autres immunomodulateurs par voie orale.

Enfin, le soleil est un immunomodulateur naturel qui améliore souvent les lésions d'eczéma en vacances. On peut également avoir recours à des séances d'UV en cabine *exclusivement sous contrôle médical*, pour les eczémas étendus et sévères. En pratique, il faut déconseiller l'exposition aux UV chez les enfants atopiques à peau claire en raison du risque cancérigène à long terme. Les adultes à peaux mates ou sombres peuvent en revanche s'exposer avec modération à la lumière naturelle en cas de poussée. Dans tous les cas, la fréquentation des bancs solaires en accès libre est à éviter car il est impossible de quantifier exactement les doses d'UV reçues et donc le risque cancérigène.

Comment laver un enfant qui a de l'eczéma ?

Pour éviter que la toilette ne vire au cauchemar ou n'aggrave les plaques d'eczéma, voici comment prendre soin de la peau d'un enfant atopique :

- Espacez le rythme des douches ou bains : un jour sur deux est suffisant lorsque les enfants sont petits car ils transpirent peu. Inutile d'agresser la peau fragile d'un enfant avec des toilettes quotidiennes.
- S'il a besoin du bain pour se calmer, n'utilisez de nettoyant qu'un jour sur deux. Trempette dans l'eau claire les autres jours, tout simplement.
- N'utilisez que des nettoyants surgras ou sans savon, spécialement formulés pour les enfants. Un bouchon d'huile lavante versée dans l'eau du bain peut aussi faire l'affaire, pour éviter le contact direct des agents moussants avec les plaques. N'oubliez pas de bien rincer.
- Pour le visage, une brumisation d'eau thermale peut suffire chez un tout-petit. À défaut, de l'eau en bouteille faiblement minéralisée assure un rinçage non agressif des peaux sèches.

Intestin et dermatite atopique

Les hypothèses les plus récentes sur les causes de la dermatite atopique sont celles de l'axe intestin-peau. De fait, une meilleure compréhension de l'importance et de la complexité de l'intestin (de sa flore naturelle à son système nerveux) ces dernières années a amené les scientifiques à démontrer des liens insoupçonnés entre l'intestin et diverses pathologies d'autres organes.

Système digestif et dermatite atopique

La version la plus récente de la vision digestive de la dermatite atopique concerne la flore intestinale dite saprophyte, c'est-à-dire celle qui colonise de façon normale et naturelle les intestins.

Les premières stimulations microbiennes de l'enfant surviennent avec l'établissement de la flore digestive. L'exposition à cette flore normale (commensale) ou à certaines bactéries spécifiques pourrait représenter un régulateur clé du système immunitaire, qui pourrait prévenir le développement des maladies atopiques.

Le développement de la flore digestive dans la période néonatale est impliqué dans l'activation de l'immunité innée et adaptative. De plus, la stimulation microbienne continuelle de la flore en développement est nécessaire à la maturation du système immunitaire de la muqueuse intestinale. Une stimulation microbienne manquante ou inadéquate a pour conséquences :

- Une réduction de la surface intestinale ;
- Une altération des enzymes de la muqueuse digestive ;
- Une altération de la barrière muqueuse ;

- Une altération du système immunitaire intestinal ;
- Et une moindre tolérance aux antigènes habituellement non pathogènes.

Selon la théorie hygiéniste défendue par certains auteurs, le mode de vie occidental favoriserait les maladies allergiques parce que la diminution des stimulations infectieuses au début de la vie dévierait le système immunitaire vers des réponses allergiques. Plus particulièrement, un déficit en bactéries bénéfiques (les probiotiques) favoriserait les maladies atopiques. Il est encore trop tôt pour savoir si cette approche immuno-infectieuse permettra de diminuer la fréquence de l'eczéma atopique, mais les découvertes récentes dans ce domaine tendent à étayer cette hypothèse environnementale.

Le rôle du régime alimentaire dans la cause et le traitement de la dermatite atopique (DA) est assez controversé. Alors que les dermatologues sont plutôt sceptiques, les pédiatres et les allergologues sont plutôt convaincus du rôle des facteurs alimentaires dans le développement de la DA. Pourtant, les arguments en faveur du rôle de l'alimentation et du système digestif ne manquent pas :

- Certains aliments provoquent l'eczéma de la DA. Les protéines de lait de vache ou d'œuf sont un cas fréquent chez l'enfant.
- Certaines manipulations alimentaires peuvent limiter le risque de DA chez les nouveau-nés et nourrissons à risque. Par exemple, lorsqu'il existe une forte hérédité, l'OMS conseille de poursuivre l'allaitement maternel exclusif jusqu'à 6 mois, et de retarder l'introduction du lait de vache, des œufs et du gluten.

- L'utilisation précoce d'antibiotiques durant la petite enfance augmente le risque de développer une DA, du fait de l'impact sur la flore digestive.

- L'administration (par ingestion) de probiotiques de souche, comme les *Lactobacillus*, à des nourrissons atopiques permet d'obtenir des améliorations très significatives et prolongées durant plusieurs années.

- Enfin, des études plus récentes retrouvent jusqu'à 1,5 % de maladies cœliaques (intolérance au gluten) chez les enfants atopiques, confirmant que cette pathologie a une prévalence élevée et doit être recherchée de façon plus systématique.

Probiotiques et dermatite atopique

Les voies de recherche sur les probiotiques sont très prometteuses dans la dermatite atopique. Il a été démontré que la flore digestive des enfants atopiques était réduite en bifidobactéries. Puisqu'un déséquilibre de la flore digestive peut favoriser le développement de maladies atopiques, le rééquilibrage peut améliorer les symptômes, de plusieurs façons :

· En équilibrant les souches bactériennes intestinales ;
· En restaurant la perméabilité intestinale normale ;
· En améliorant la fonction barrière de l'intestin ;
· En diminuant la production de médiateurs pro-inflammatoires.

En pratique : faut-il supplémenter les enfants atopiques, ou à risque de le devenir, avec des probiotiques ?

Actuellement, malheureusement, les conclusions ne sont pas tranchées. Les études sur le rôle préventif ou curatif des probiotiques dans la DA de l'enfant montrent des résultats contradictoires, tantôt un bénéfice évident de la prise de probiotiques, tantôt une absence d'efficacité.

En revanche, aucune étude ne montre un effet délétère de la prise de probiotiques d'origine alimentaire chez les enfants, comme chez les adultes. Il y a donc tout intérêt à mettre au menu des familles yaourts nature et aliments fermentés, à condition qu'ils répondent à des conditions de préparation rigoureuses.

Le psoriasis

Le psoriasis est une pathologie inflammatoire chronique de la peau, qui affecte 2 % de la population française. Il existe une prédisposition génétique à cette maladie (avec souvent des antécédents familiaux), mais elle est révélée ou exacerbée par des facteurs mécaniques ou psychologiques.

Cette pathologie chronique débute généralement chez l'adolescent ou l'adulte jeune. Des associations du psoriasis à d'autres maladies auto-immunes ont été décrites mais semblent actuellement discutables… hormis pour la maladie de Crohn, maladie chronique inflammatoire de l'intestin. Chez ces patients, le psoriasis est quatre fois plus fréquent que dans le reste de la population, suggérant la possibilité d'un lien entre inflammation chronique de l'intestin et pathologies cutanées.

Enfin, dans les formes de psoriasis graves, c'est souvent avec des traitements immunosuppresseurs que l'on obtient une régression des symptômes, les voies de l'immunité étant fortement impliquées dans cette pathologie.

Le stress, bien connu pour aggraver le psoriasis, ne semble être qu'un facteur déclenchant et aggravant, pas un facteur causal. Enfin, la théorie d'une réaction immunitaire face à un corps étranger s'impose ces dernières années.

Les mécanismes conduisant à l'inflammation caractéristique du psoriasis ne sont donc pas bien compris. Au niveau microscopique, les lésions de psoriasis se caractérisent par une prolifération accélérée des cellules de l'épiderme. Le système de renouvellement s'emballe, générant des lésions caractéristiques rouges, sèches et squameuses.

Il existe différentes formes de psoriasis :

- En gouttes, fait de petites lésions disséminées sur l'ensemble du corps ;
- En plaques, limitées à certains endroits comme les coudes ou les genoux ;
- Localisé : au cuir chevelu ou aux ongles ;
- Touchant les muqueuses génitales ;
- La forme palmo-plantaire ;
- Des formes plus rares et sévères touchant l'ensemble du corps : psoriasis pustuleux, psoriasis érythrodermique, atteinte articulaire du rhumatisme psoriasique.

Les traitements du psoriasis

Le psoriasis est une maladie chronique dont on traite les poussées, et que l'on peut mettre en rémission par divers traitements, mais on ne le guérit jamais définitivement. Il faut donc évaluer au cas par cas l'intérêt des traitements acharnés ou prolongés, notamment dans les formes purement cutanées et très localisées.

Les traitements locaux

Ce sont ceux que l'on utilise la plupart du temps. Employés sous forme de crèmes, ce sont :

- Les dermocorticoïdes ;
- Les produits à base d'analogues de la vitamine D3 ;
- L'acide salicylique ;
- Les cosmétiques hydratants ou apaisants ;
- Le tazarotène (pour les psoriasis très localisés).

Les formes graves de psoriasis nécessitent une prise en charge en milieu spécialisé. Leur traitement fait appel à des médications par voie générale (en comprimés ou en injections) :

- Le méthotrexate ;
- L'acitrétine ;
- La ciclosporine ;
- Les biothérapies immunosuppressives par anti-TNF alpha.

Alimentation et psoriasis ?

En 2006, une équipe du CHU de Besançon mettait en évidence la fréquence élevée de l'intolérance au gluten dans les problèmes de peau, et suggérait même de rechercher systématiquement ces anticorps en cas de psoriasis ou d'eczéma. Plusieurs études suggèrent que le psoriasis et la maladie cœliaque ont des mécanismes génétiques et inflammatoires communs.

Quand on arrête le gluten

L'amélioration du psoriasis lors d'un régime sans gluten a été mise en évidence par de nombreuses études (par exemple avec le « régime Seignalet »). Attention toutefois, car il s'agit majoritairement d'une amélioration, avec persistance de symptômes a minima. Le soulagement est tout de même appréciable pour les patients. Il faut conclure de ces données que le gluten joue probablement un rôle dans la pathogénèse du psoriasis, dans une proportion variable selon les individus, mais qu'il n'est pas le seul agent causal.

La couperose et la rosacée

Grande oubliée des listes de « maladies cutanées » tant elle paraît banale ou normale, la couperose fait pourtant partie des maladies de peau les plus fréquentes puisqu'elle affecte 5 à 10 % des Français, soit trois fois plus que le psoriasis! En dermatologie, le terme médical utilisé est « rosacée ». Il est important de comprendre la nature de cette pathologie car les symptômes empoisonnent souvent le quotidien des patients, et en particulier celui des femmes.

Des rougeurs à la rosacée

Les patients parlent de couperose, mais le terme dermatologique est « rosacée ». La rosacée est une pathologie inflammatoire qui cause des rougeurs du visage (couperose) et parfois des boutons ressemblant à de l'acné. 10 % de la population mondiale est affectée par la rosacée, mais ces chiffres sont plus importants parmi les individus à peau claire et chez les femmes.

On distingue habituellement quatre stades à la rosacée :

- **Stade 1 :** les rougeurs ne sont pas permanentes, elles se déclenchent lors de l'exposition aux facteurs déclenchants (boisson chaude, atmosphère confinée, alcool, émotion…). On appelle cela un flush. Certains patients utilisent à tort le terme de « bouffée de chaleur ». Il faut noter que l'on peut juguler ces rougissements brusques en suçant un glaçon.

- **Stade 2 :** la rougeur du visage est permanente, avec de petits vaisseaux plus ou moins visibles appelés télangiectasies. On parle d'érythro-couperose.

- **Stade 3 :** apparition de boutons du visage, c'est la rosacée à proprement parler. Ces boutons peuvent être uniformément rouges (papules) ou comporter une « tête blanche » au centre (pustules).

- **Stade 4 :** ce stade de la rosacée ne concerne en général que les hommes de plus de 50 ans, et se rencontre rarement de nos jours. Il s'agit d'un gonflement induré de la peau, qui reste en permanence rouge et fibreuse, voire très déformée. La zone la plus touchée est le nez (rhinophyma), mais d'autres zones du visage peuvent être touchées par le même processus (oreilles, front, menton ou paupières).

Il faut noter qu'un patient sur trois présente des signes ophtalmologiques (sécheresse des yeux, rougeur, démangeaisons, inflammations…) : la rosacée peut également être oculaire.

Mécanismes conduisant à la rosacée

Malgré la grande prévalence de la rosacée, sa physiopathologie est bien mal comprise. Des facteurs aggravants ont pu cependant être mis en évidence :

- L'exposition au soleil ou à la chaleur ;

- La présence anormalement importante de micro-organismes dans la peau : les *Demodex* ;
- L'alimentation : certains aliments provoquent ou aggravent les rougeurs ;
- Une inflammation chronique du derme et du pourtour des vaisseaux capillaires de la peau ;
- Le stress oxydatif.

Parmi les pistes récentes explorées par les chercheurs sur la rosacée, celle des « interférences bactériennes » est la plus troublante. Des équipes italiennes et sud-coréennes ont en effet récemment mis en évidence un lien statistique positif entre une présence anormalement élevée de certaines bactéries digestives, au sein de l'intestin, et les manifestations de la rosacée. Ces mêmes équipes ont amélioré les symptômes de rosacée et d'acné de leurs patients en rééquilibrant la flore digestive grâce à une supplémentation en probiotiques.

Enfin, en 2013, l'Académie américaine de dermatologie a proposé l'usage de probiotiques dans le traitement de la rosacée, en tant que complément alimentaire visant à assainir le système intestinal.

Les traitements classiques de la rosacée

La rosacée a une triple composante – vasculaire, inflammatoire et infectieuse – ce qui oriente les différents traitements en fonction de l'aspect des lésions et de leur stade.

1. La cosmétique

Malgré son caractère apparemment simpliste, le choix des bons cosmétiques est le traitement de première intention des rougeurs du visage. Maintenir un bon équilibre et une bonne hydratation cutanés permet d'éviter les poussées inflammatoires. De plus, les cosmétiques actuels peuvent abaisser le seuil de réactivité de la peau, limitant les flushs et sensations d'échauffement du visage. Il faut donc se tourner, en parapharmacie, vers les gammes « anti-rougeurs » ou pour peaux réactives.

2. Les antibiotiques

Compte tenu de l'implication de certains germes dans la rosacée, certains antibiotiques ont un intérêt, principalement au stade 3 de la rosacée, lorsqu'il y a des lésions papulo-pustuleuses. On utilise des antibiotiques locaux en crème, ou généraux en comprimés, par cures de trois mois habituellement.

3. Le laser vasculaire

Le laser vasculaire est un élément clé du traitement de l'érythro-couperose, car il permet de coaguler les vaisseaux anormalement nombreux à la surface de la peau. Moins de vaisseaux signifie moins de rougeurs, moins d'irritation, moins de réactivité, et moins de flushs. Le laser permet de faire régresser, de stabiliser ou de freiner la progression de la rosacée.

4. L'acide azélaïque

Cet antimicrobien utilisé également dans l'acné se discute au stade de boutons et papules, pour la rosacée. Il se place comme un traitement de fond limitant les poussées.

5. L'ivermectine

Ce médicament disponible en crème a des propriétés anti-inflammatoires et acaricides : il provoque la mort des *Demodex folliculorum*, petits acariens cutanés impliqués dans les boutons de rosacée. On l'emploie donc dans les formes papulo-pustuleuses de rosacée.

6. Les vasoconstricteurs locaux

Un médicament est proposé dans la prise en charge des érythroses depuis 2014 : la brimonidine en gel. Ce traitement assure une vasoconstriction cutanée, donc un blanchiment de la peau pour une douzaine d'heures.

7. La chirurgie du rhinophyma

Le rhinophyma est traité en dermatologie chirurgicale par une abrasion laser appelée « épluchage » des couches cutanées du nez, sous anesthésie générale. Une seule séance est habituellement nécessaire.

Rougeurs et alimentation

Il n'y a pas, à ce jour, de lien établi entre régime alimentaire et apparition de la couperose ou de la rosacée. Cependant, il existe des aliments qui déclenchent les flushs, ces bouffées vasomotrices du visage au cours desquelles les patients se sentent brusquement rougir ou transpirer.

Les aliments déclenchant les flushs sont :

- Les aliments chauds ;
- Les aliments épicés ou pimentés ;
- L'alcool.

Les poussées vasomotrices sont également déclenchées par :

- Le passage dans des pièces chauffées : séance de hammam, passage du froid au chaud en hiver…
- Le contact avec l'eau du robinet ;
- L'application de certains cosmétiques irritants.

Peaux à rougeurs : cinq aliments à limiter

Certains aliments peuvent aggraver les rougeurs. Il vaut mieux les limiter pour ralentir la progression de la rosacée.

1. Les épices

Les aliments épicés déclenchent des flushs, c'est-à-dire des rougissements brusques du visage chez les porteurs de rougeurs permanentes ou intermittentes. Il faut donc limiter leur consommation.

2. Les piments

De même, les piments favorisent les variations brusques du calibre des vaisseaux du visage. Ils contiennent en effet une molécule appelée la capsaïcine qui dilate les vaisseaux sanguins de la bouche, puis cet effet s'étend en quelques secondes à l'ensemble du visage.
Résultat : une dilatation brutale des capillaires cutanés, et une surchauffe visible de la peau pour une trentaine de minutes.

3. L'alcool

L'alcool provoque aussi une vasodilatation des vaisseaux sanguins de la peau. Or, plus ces vaisseaux passent de temps dilatés, plus ils ont du mal à reprendre leur calibre normal.

4. Les aliments très chauds

Ces aliments agissent presque mécaniquement en créant un réflexe d'adaptation au niveau de toute la tête : lorsque vous mangez très chaud, cette augmentation de température entraîne la dilatation des vaisseaux du visage, de façon à augmenter la déperdition thermique et à vous rafraîchir. C'est sain, mais dans le cas des rougeurs, il faut éviter autant que possible de laisser les vaisseaux se gonfler de cette façon. On conseille donc de limiter la température des soupes, et des boissons chaudes.

5. Les aliments gras

Les aliments gras (en particulier industriels), sont riches en graisses saturées, qui augmentent l'inflammation dans tous les tissus du corps. La peau n'y échappe pas. Or les rougeurs du visage, la rosacée, s'accompagnent d'une inflammation anormale du derme, autour des vaisseaux. On peut donc, en limitant les aliments pro-inflammatoires, limiter un peu l'inflammation de la peau.

Rosacée et probiotiques

De très récentes études ont mis en évidence l'intérêt potentiel des probiotiques dans la rosacée.

Utilisés localement, ils auraient un effet protecteur, antimicrobien et calmant. Des cosmétiques contenant des probiotiques sont en cours de développement.

Les probiotiques oraux auraient également un intérêt, qu'ils soient pris sous forme de suppléments journaliers contenant des *Lactobacillus* et/ou des *Bifidobacterium*, ou de yaourts. Leur influence sur l'axe intestin-peau semble bénéfique en réduisant la composante inflammatoire de la rosacée. Cependant, ces découvertes sont très récentes, et de nombreuses études doivent encore être menées pour confirmer ou non l'intérêt des probiotiques dans la rosacée.

Le saviez-vous ?

La première description de la rosacée date du XIVe siècle. Le médecin français Guy de Chauliac est le premier à avoir compris le lien entre l'hypervascularisation superficielle de la peau et les lésions. Au Moyen Âge donc, Chauliac proposait déjà à ses patients « un régime rafraîchissant, la saignée de la veine frontale, et l'application de sangsues dans les narines (...) ». Quant au nom de cette maladie, on le doit à Ambroise Paré qui, au XVIe siècle, surnomma les lésions « *gutta rosacea* », qui devint « goutte rose », puis couperose.

L'éreutophobie : la peur de rougir

Les rougeurs du visage, permanentes ou intermittentes, sont extrêmement gênantes puisqu'exposées au regard des autres. En dermatologie, on parle d'une pathologie « affichante ».

Le regard de l'autre est pesant car notre peau lui révèle soit une pathologie réelle (qu'il convient peut-être de fuir), soit nos émotions profondes (que nous aimerions maîtriser ou cacher).

C'est cette crainte de se voir percé à jour qui est à l'origine de l'éreutophobie, la peur de rougir en public. Poussé à l'extrême, ce trouble anxieux peut devenir une phobie sociale.

L'éreutophobie touche principalement les jeunes de 15 à 35 ans, tant hommes que femmes. Elle est d'autant plus fréquente qu'il existe une cause médicale au rougissement, comme la couperose (rosacée dans le jargon dermatologique) ou un eczéma. Un cercle vicieux s'installe, dans lequel la peur de rougir aggrave les rougissements. Ce phénomène est bien connu dans la rosacée où les patients ont une anxiété sociale plus élevée que la normale. Le risque de faire une dépression est également cinq fois plus élevé chez les patients atteints de rosacée, par rapport à la population indemne de toute pathologie cutanée.

De plus, cette situation de détresse et d'anxiété est entretenue par une stigmatisation réelle de la société envers les individus différents ou porteurs d'une pathologie visible.

Dans le cas des rougeurs de la rosacée, elles sont souvent prises pour une manifestation d'alcoolisme. Ce lien, totalement infondé, date de l'Antiquité. Mais les idées reçues ne s'arrêtent malheureusement pas là. Diverses études ont confirmé qu'un visage rouge évoquait préférentiellement une personne peu fiable, peu confiante en elle, moins heureuse, et moins susceptible de lier amitié. Les visages rouges sont spontanément plutôt associés à des métiers manuels et pourraient même représenter un obstacle à l'embauche. En somme, il s'agit d'une perception hâtive et injuste qui complique les relations sociales.

Les maladies du cuir chevelu ou des cheveux

Les pathologies les plus fréquentes du cuir chevelu sont les problèmes de pellicules/démangeaisons (appelés dermite séborrhéique en dermatologie), et les problèmes de chutes de cheveux.

La dermite séborrhéique du cuir chevelu

Cette affection extrêmement répandue est due à une inflammation cutanée et à la présence d'un germe : la levure *Malassezia furfur*. Sur le cuir chevelu, les symptômes sont variables : démangeaisons, rougeurs, pellicules sèches, pellicules grasses, voire croûtes ou plaques erythémato-squameuses. La dermite séborrhéique (DS) est une pathologie bénigne mais qui récidive fréquemment, nécessitant une alternance de traitement d'attaque lors des poussées, et de traitement d'entretien afin de prolonger les rémissions.

La DS touche principalement l'adulte jeune. Elle est aggravée ou déclenchée par la fatigue et le stress.

Les traitements de la dermite séborrhéique du cuir chevelu

Les traitements sont locaux, sous forme de shampooings, mousses, crèmes ou gels. Il existe :

- La piroctone-olamine ;
- La ciclopiroxolamine ;
- La pyrithione de zinc ;
- Les antifongiques imidazolés ;
- Le sulfure de sélénium ;
- Le gluconate de lithium ;
- Les dermocorticoïdes ;
- Les soins naturels à base d'huiles essentielles (bois de cade, arbre à thé…).

Les chutes de cheveux

Il s'agit là d'un motif fréquent de consultation et d'un symptôme dû à diverses causes. Les chutes de cheveux chroniques chez la femme, comme chez l'homme, nécessitent une prise en charge en dermatologie.

Certaines chutes de cheveux évoquent d'emblée un diagnostic et amènent le patient à consulter rapidement : la présence de multiples plaques rondes totalement dépourvues de cheveux évoque une pelade, les plaques croûteuses avec cheveux cassés évoquent une teigne… Je ne les détaillerai pas ici car leur diagnostic est évident, et leur prise en charge bien codifiée. Ce sont également des pathologies peu fréquentes.

La plupart du temps cependant, les chutes de cheveux ne s'accompagnent pas d'autres symptômes, et les patients se demandent alors s'il faut consulter, et quand consulter. On peut alors distinguer quelques situations typiques.

Les chutes de cheveux récentes chez la femme

Datant de moins de six mois, elles sont souvent précédées par un facteur déclenchant : accouchement, stress, maladie ou opération chirurgicale… Il existe également des chutes de cheveux saisonnières, à l'automne et au printemps. Dans ces cas, un complément alimentaire destiné aux cheveux doit être pris pendant trois mois. Cela suffit généralement. Pour les femmes qui ont accouché, je recommande d'acheter un complément contenant du fer (tous n'en ont pas), en demandant conseil à votre pharmacien.

Lorsque la chute est très importante, des injections de vitamines (Biotine, Bépanthène) peuvent être réalisées pendant six semaines.

Les chutes de cheveux prolongées chez la femme

Lorsque la chute de cheveux dure depuis plus de six mois, il est habituel de rechercher une cause :

- Par l'interrogatoire : type de contraception, alimentation carencée ou déséquilibrée, règles abondantes, tabac, antécédents familiaux, autres manifestations (acné, pousse de poils, règles irrégulières) ;
- Par des dosages sanguins : stocks de fer (ferritine), hormones thyroïdiennes (TSH, T4, T3), hormones masculines (androgènes, dont la testostérone) ;
- Par des dosages urinaires : cortisol urinaire sur vingt-quatre heures ;
- Par une échographie ovarienne éventuellement, à la recherche de multiples kystes.

Ces examens se discutent au cas par cas et permettent de détecter des carences en fer, des dysfonctionnements de la glande thyroïde ou des glandes surrénales, des ovaires polykystiques. Un traitement adapté est alors nécessaire.

Mais parfois les bilans sont tous normaux, et la chute de cheveux se fait selon un schéma typiquement masculin : éclaircissement des golfes temporaux, perte de densité sur le sommet du crâne, laissant voir la peau à travers des cheveux fins et clairsemés. Cette pathologie est nommée alopécie androgénétique ou androgénogénétique (AAG). Les cheveux semblent très sensibles aux androgènes, même si les dosages sanguins sont normaux. Il peut exister des antécédents familiaux identiques.

Le traitement de l'AAG peut se faire par voie locale (avec application biquotidienne de minoxidil à 2 %, voire à 5 %), ou des traitements hormonaux sous forme de pilule contraceptive ou d'anti-androgènes (comme l'acétate de cyprotérone).

Les chutes de cheveux chez l'homme

Qu'il existe des antécédents familiaux ou non, cette chute de cheveux est le plus souvent d'origine génétique : les cheveux sont programmés pour tomber ! Le tabac est un facteur aggravant, mais il n'y a généralement aucune cause à rechercher. On ne fait donc pas de bilan biologique chez les messieurs. Lorsqu'un traitement est demandé, le minoxidil à 5 % appliqué localement matin et soir est proposé en première intention. Il doit être utilisé pendant des années, afin de différer ou ralentir la chute de cheveux. Une alternative est le finastéride en comprimés, qui a une action anti-androgène protectrice sur les cheveux aussi longtemps qu'il est pris.

Les mycoses

Les mycoses cutanées sont des infections superficielles dues à des champignons microscopiques. Leur prolifération est favorisée par l'humidité et la macération, les lésions affectent donc souvent les zones de plis (grands plis comme l'aine ou les plis sous-mammaires), des petits plis (entre les orteils), ou la région périnéale chez la femme. D'autres zones peuvent être touchées comme le tronc (on parle de pityriasis versicolor), le cuir chevelu ou le visage (*cf.* paragraphes sur la dermite séborrhéique), ou les ongles (*cf.* infra).

Leur traitement se fait par voie locale avec des antifongiques : des soins anti-champignons en crème, gel, poudre ou lait.

Les maladies des ongles

Les maladies touchant les ongles peuvent être de nature infectieuse ou non. La pathologie unguéale étant une spécialisation à part entière au sein de la dermatologie, je ne détaillerai ici que les problèmes unguéaux les plus fréquents, ceux qui font partie du quotidien des dermatologues et des patients.

Les mycoses unguéales

C'est l'infection la plus fréquente des ongles : un champignon qui s'y loge et ne repart plus. L'ongle présente des taches blanches, prend une coloration jaunie sur sa périphérie, puis s'épaissit et devient verdâtre ou brun en cas d'infection tenace et profonde. Les mycoses des ongles siègent principalement sur les orteils, le gros orteil étant le plus touché. Elles sont favorisées par l'humidité et la fragilité des ongles.

Les traitements font appel à des antifongiques en vernis, en crème ou en comprimés. Compte tenu de la faible vitesse de pousse des ongles, plusieurs mois de traitement sont habituellement nécessaires.

Pour ceux qui optent pour des traitements alternatifs plus naturels, les huiles essentielles de tea-tree, lavande fine, laurier ou cannelle sont à appliquer tous les jours en massant les ongles atteints.

Les ongles fragiles ou abîmés

C'est l'autre grand motif de consultation concernant ses ongles : leur fragilité, leur mollesse, leur teinte jaunie…

La plupart du temps, une cause évidente est retrouvée à l'interrogatoire :

- Excès de lavage des mains ou travail les mains dans l'eau ;
- Application régulière de vernis à ongles ;
- Tabac ;
- Ménopause ;
- Carences en fer ou en vitamines.

Il faut bien comprendre que les ongles ne sont pas faits pour supporter les vernis, ni l'eau, et qu'ils vieillissent également après la ménopause. Si certaines ont des ongles robustes malgré tous les excès possibles, d'autres ont des ongles plus fragiles qui nécessitent plus de douceur !

À vous donc de limiter les contacts avec l'eau et le savon et de n'utiliser les vernis cosmétiques qu'avec parcimonie, voire pas du tout.

Pour traiter des ongles fragiles, vous pouvez également :
- Faire une cure de compléments alimentaires pour cheveux, ou cheveux et ongles ;
- Manger des aliments riches en vitamines B et oligoéléments : œufs, levure de bière, germe de blé, crustacés… ;
- Masser tous les soirs vos ongles avec un soin nourrissant pour les mains ou une huile réparatrice (bourrache, onagre, avocat…).

Les pathologies unguéales chroniques

Elles sont plus rares et nécessitent un avis spécialisé. Parmi elles, on trouve les lésions de psoriasis ou de lichen.

Les taches brunes

Les taches brunes sont un motif de consultation fréquent : soit elles génèrent de l'inquiétude, soit elles posent un problème esthétique. Mais avant d'envisager le traitement des taches brunes, il faut consulter en dermatologie afin d'établir un diagnostic, car parmi ces lésions, malheureusement, peuvent se trouver des tumeurs malignes comme le mélanome.

Les différents types de taches brunes sont donc :

- Les lentigos solaires ou « taches de vieillesse », siégeant sur les zones exposées au soleil ;
- Les taches de rousseur ou éphélides, chez les sujets très clairs de peau ;
- Les kératoses séborrhéiques, épaisses et rugueuses, apparaissant progressivement à partir de 30 ans, principalement sur le tronc et le visage ;
- Les hyperpigmentations post-inflammatoires, formant une tache sombre après une rougeur (bouton

d'acné, irritation, piqûre d'insecte, brûlure...) sur des peaux mates ou sombres ;

- Les mélasmas : ce sont des pigmentations mal limitées siégeant sur les joues, le front ou la lèvre supérieure, survenant généralement chez des femmes en âge d'avoir des enfants. Le cas le plus typique est celui du masque de grossesse, mais les taches peuvent apparaître également en dehors de toute grossesse, de toute prise de contraception hormonale, et parfois même chez l'homme !
- Les lésions cancéreuses : mélanomes et carcinomes basocellulaires.

La prise en charge des taches brunes dépend donc de leur nature : retrait chirurgical pour les lésions cancéreuses, destruction à l'azote liquide ou au laser pour les kératoses séborrhéiques, effacement au laser ou à l'azote pour les lentigos solaires.

Pour les pigmentations post-inflammatoires et les mélasmas, en revanche, le laser n'a que peu d'intérêt. Ce type de tache ne répond pas aux traitements visant à la destruction du pigment, cela pourrait même aggraver le problème ! Les soins habituels associent des cosmétiques régulant la pigmentation à des médicaments dépigmentants locaux (hydroquinone, acide rétinoïque, dermocorticoïdes). Des peelings doux aux acides de fruits peuvent également se discuter.

Les verrues

Les verrues sont dues à une infection par un virus de la famille HPV (pour Human Papilloma Virus). Il existe plusieurs virus dans cette famille. Ce sont des microbes que l'on attrape par voie transcutanée, puis qui restent dans l'organisme, générant des résurgences de verrues plusieurs années après l'infection initiale, ou lors d'épisodes au cours desquels le système immunitaire est affaibli.

Les verrues sont de petites excroissances de différentes formes : aplaties, en crêtes (les fameuses crêtes-de-coq des condylomes ou verrues génitales), ou sous forme de callosités piquetées de points noirs pour les lésions plantaires. Elles sont fréquentes sur les doigts, les pieds, et les muqueuses génitales.

Le traitement le plus rapide fait généralement appel à la destruction physique des lésions, mais elles peuvent également régresser spontanément.

Parmi les traitements classiques, il y a :

- La destruction par brûlure à l'azote liquide : c'est la cryothérapie (traitement par le froid) ;
- La destruction au laser CO2 ;
- Les préparations kératolytiques (qui « épluchent » ou gomment la verrue jour après jour) : à base d'acide

salicylique ou d'acide lactique, sous forme de pommade, vernis ou patch ;
- Les traitements chimiques : imiquimod, 5-flurorouracile…

Quelle que soit la technique, le taux de succès est variable, il n'y a donc pas une attitude préférable à une autre en matière de verrue.

Parfois même, les remèdes « de grand-mère » ou les solutions naturelles apportent de bons résultats. On peut par exemple citer l'application répétée de sève (ou lait) de figue, de pissenlit ou de chélidoine, le frottement avec de l'ail, de l'oignon ou du citron, la teinture mère de thuya, l'huile essentielle de tea-tree, de citron. Attention, ces soins se destinent aux verrues cutanées, il est impossible de traiter ainsi des verrues génitales, la muqueuse est trop fragile pour supporter un tel traitement !

L'herpès

Les infections par les virus herpès sont fréquentes. Elles se localisent au niveau ou près des muqueuses buccales (pour les virus herpès HSV1), ou au niveau (ou près) des muqueuses génitales (pour les virus HSV2). Une fois la primo-infection passée, l'infection par les herpès virus se manifeste par des récurrences sous une forme atténuée : un bouquet de vésicules qui sèchent ou s'érodent en quelques jours. La forme la plus banale est le fameux « bouton de fièvre », ou récurrence d'herpès labial. La fréquence de ces récurrences est très variable selon les individus. Certains facteurs sont connus pour déclencher des poussées d'herpès ou de boutons de fièvre : fatigue, stress, immunodépression, soleil, infection pulmonaire…

Le traitement n'est pas systématique dans les formes mineures. Il peut faire appel à des antiviraux en pommade (acyclovir) ou en comprimés (valacyclovir) dans certains cas. Un traitement préventif par valacyclovir peut également être instauré en cas de poussées fréquentes (plus de six fois par an), ou sur des terrains fragiles. La plupart du temps cependant, une poussée d'herpès n'est pas un problème, mais plutôt un signal de fatigue à prendre en compte !

Les cas où l'herpès peut poser problème doivent néanmoins être connus et vous inciter à consulter rapidement en cas de poussée : herpès avec atteinte de l'œil (qui risque de laisser une cicatrice sur la cornée), les herpès génitaux chez une femme enceinte, les poussées d'herpès avec risque de contagion d'un bébé souffrant d'eczéma atopique, les herpès chez ou dans l'entourage de personnes fragiles ou immunodéprimées.